Schirner
Verlag

volker**mehl** & Prof. Dr. med. **Matthias R. Lemke**

Der PERSONAL TRAINER für die Seele

Endlich STRESSFREI mit den besten Tipps aus AYURVEDA UND PSYCHOTHERAPIE

Schirner Verlag

Die Ratschläge in diesem Buch sind sorgfältig erwogen und geprüft. Sie bieten jedoch keinen Ersatz für kompetenten medizinischen Rat. Alle Angaben in diesem Buch erfolgen daher ohne Gewährleistung oder Garantie seitens der Autoren oder des Verlages. Eine Haftung der Autoren bzw. des Verlages und seiner Beauftragten für Personen-, Sach- und Vermögensschäden ist ausgeschlossen.

ISBN 978-3-8434-1318-3

Volker Mehl & Matthias R. Lemke:
Der Personal Trainer für die Seele
Endlich stressfrei mit den besten Tipps
aus Ayurveda und Psychotherapie

Umschlag: Simone Fleck, Schirner,
unter Verwendung von # 82368157 (© HolyCrazy-Lazy), # 394542460 (© Boiarkina Marina) und # 259284281 (© Anna_Pustynnikova),
www.shutterstock.com
Layout: Simone Fleck, Schirner
Lektorat: Katja Hiller & Bastian Rittinghaus, Schirner
Printed by: Ren Medien GmbH, Germany

www.schirner.com

1. Auflage September 2017

Inhalt

Willkommen

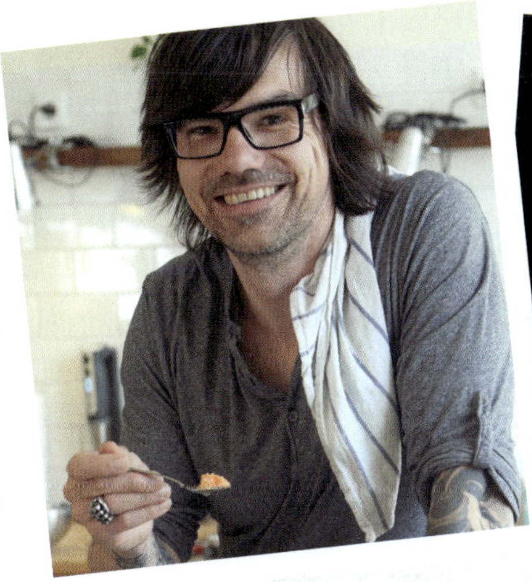

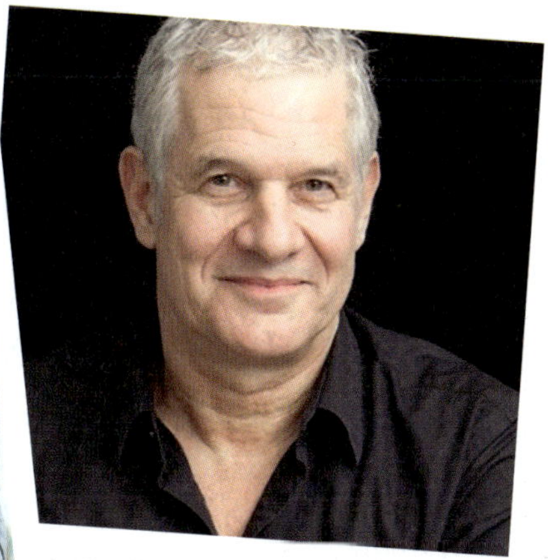

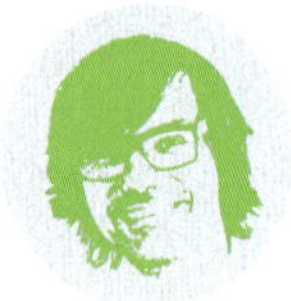

Wie kann ein gutes Leben gelingen?

Diese Frage treibt offenbar nicht nur mich um, sondern noch Millionen von anderen Menschen. Deshalb steht sie gleich am Beginn dieses Buches. Im Prinzip ist es ja eine ganz einfache Frage. Aber sie scheint gar nicht so einfach beantwortbar zu sein, denn weltweit sind, ähnlich wie Herr Rossi in der Trickfilmserie, die Menschen auf der Suche nach dem Glück. Allerdings, das wollen wir hier gleich klarstellen, geht es in unserem Buch nicht um Glück, denn dieses ganze Glücklich-Thema kann einem ordentlich auf die Nerven gehen! Vor lauter Suchen vergisst man oft, wie viel man schon hat von dem, was man so intensiv zu finden hofft.

Schon vor drei Jahren ist meine damalige Lektorin auf mich zugekommen und meinte, es wäre doch mal ein spannendes Projekt, einen ultimativen Lebensratgeber à la Mehl zu schreiben. Was im ersten Moment spannend klang, war bei näherem Hinsehen gar nicht mehr so verlockend. Denn wenn man sich den Buchmarkt anschaut, gibt es bereits eine unfassbare Flut von allen möglichen Ratgebern, vor allem zum Thema Glück und Achtsamkeit. Von Anfang an war mir klar, da mir ganz pragmatisch die Kompetenz fehlte, dass ich kein Buch zu solch einem komplexen Thema machen wollte, das zu einer reinen Ansammlung von Kalendersprüchen verkommt. Natürlich ist es lustig, mal barfuß über eine Wiese zu laufen oder ganz bewusst an einer Blume zu schnuppern. Aber viel Substanz steckt da nicht drin. Auffällig ist doch, dass dieser Unmenge von Büchern keine Unmenge von zufriedenen Menschen gegenübersteht. Eigentlich müssten doch die psychosomatischen Krankheiten weniger werden, ebenso Angststörungen und Depressionen. Aber genau das Gegenteil scheint der Fall zu sein. Offenbar ist das Thema wesentlich komplexer und nicht mit dem Lesen eines Buches zu erledigen. Aus diesem Grund habe ich mehrere Jahre gewartet, dieses Projekt zu realisieren, und ich wollte es auf keinen Fall allein schreiben. Ich bin froh, in Matthias einen sehr kompetenten Mitautor gefunden zu haben.

Es war eine glückliche Fügung, dass ich Matthias in meiner Sendung bei Hamburg1 kennengelernt habe. Wir merkten schnell, dass wir einen echten Draht zueinander haben und sich unsere Arbeit perfekt ergänzt. Jetzt wusste ich, dass der Zeitpunkt gekommen war, dieses Buchprojekt in Angriff zu nehmen und wirklich kompetent auf das Thema einzugehen. Meine erste Frage an Professor Dr. med. Matthias R. Lemke damals lautete, warum aus seiner Sicht als Fachmann die ganzen Glücksratgeber nicht funktionieren. Wie man all die schönen Tipps vom Kopf in die Füße bekommt. Sofort einig waren wir uns, dass wir nicht der Frage nachgehen wollten, wie man glücklich wird, sondern, wie sich ein gelingendes Leben führen lässt und welche konkreten Schritte man dafür tun kann.

Wir sind überzeugt, dass es möglich ist, ein Leben zu führen, das man als gelungen bezeichnen kann, wenn man ein paar Punkte beachtet und praktisch umsetzt. Am Ende kann sich ein Zustand einstellen, den man Glück nennt – das ist aber nicht das primäre Ziel. Wir möchten Ihnen mit diesem Buch vielmehr einen Leitfaden und einen praktischen Trainingsplan an die Hand geben, der auf dem uralten Wissen des Ayurveda und auch der täglichen Arbeit von Matthias basiert und beides optimal verbindet.

Im Ayurveda findet man ein schlüssiges und spannendes Modell, das die 10 elementarsten Punkte für ein gelingendes Leben zusammenfasst. Swastha, das heißt so viel wie »in sich ruhend«, ist ein seit mehreren tausend Jahren bewährter ganzheitlicher Ansatz, der aus 10 Aspekten oder Seinsbereichen besteht. Diese bilden die Säulen einer heilen Psyche. Grundsätzlich gilt: Bei je mehr Aspekten Sie Zufriedenheit und Erfüllung verspüren, desto stabiler ist Ihre seelische Gesundheit – und umso erfüllter kann Ihr Leben sein!

Aspekt 1: Erfüllende Beziehungen
Aspekt 2: Entspannung
Aspekt 3: Heilsame Gedanken
Aspekt 4: Spirituelle Praxis
Aspekt 5: Ausreichend Schlaf
Aspekt 6: Angemessene Ernährung
Aspekt 7: Ganzheitliche Lebensführung
Aspekt 8: Angemessene Bewegung
Aspekt 9: Atmung
Aspekt 10: Erfüllende Tätigkeiten

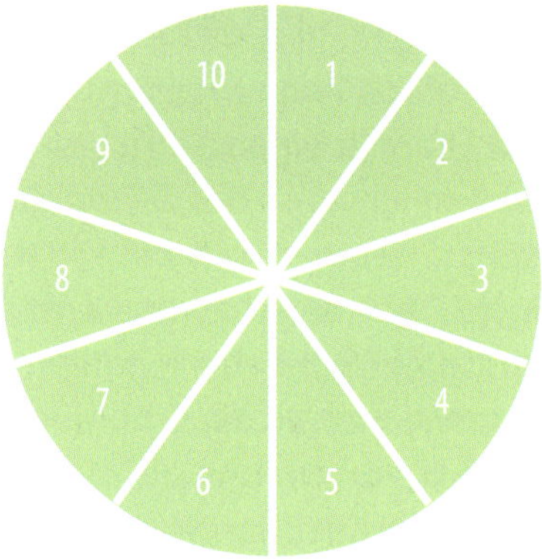

Spannenderweise wendet Matthias im Prinzip genau die gleichen Punkte – nur in etwas anderer Zusammensetzung – in seiner Praxis an, obwohl er sich vorher noch nie intensiver mit Ayurveda beschäftigt hatte. Als Psychiater und Psychotherapeut arbeitet Matthias mit seinen Patienten und Klienten nach einem 5-Punkte-Programm:

Punkt 1: Ernährung und Bewegung
Punkt 2: Aktivität und Ruhe
Punkt 3: Emotionale Bindungen und Alleinsein
Punkt 4: Kognitive Herausforderungen und Entspannung
Punkt 5: Stimmigkeit und Sinnhaftigkeit

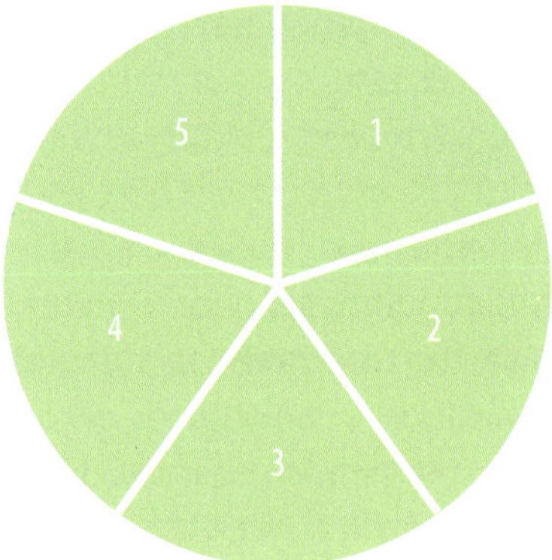

Sie sehen, dass die beiden Programme nahezu deckungsgleich sind. Das zeigt, wie universell und revolutionär Ayurveda bis heute ist.

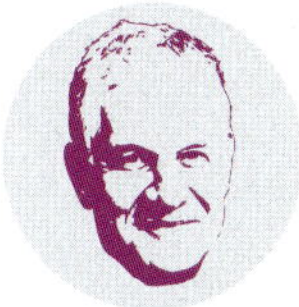

Training für die Seele – geht das?

Im Laufe ihres Lebens erkennen viele Menschen, dass es hilfreich ist, sich gegen die Herausforderungen des Alltags zu wappnen. Das bedeutet, dass sie Fähigkeiten erlangen möchten, um mit dem, was das Leben so mit sich bringt, fertigzuwerden.

Körperliche Fähigkeiten erwerben wir vor allem im Sport. Dieses Training wird in Kindheit und Jugend meist von den Eltern und Lehrern vorgegeben und strukturiert. Kleine Kinder haben großen Spaß daran, sich zu bewegen, körperlich aktiv zu sein. Diese Freude wird dann meist in sportliche Aktivitäten gelenkt, vom Ballettunterricht bis zum Fußball, vom Tennis bis zum Fechten – je nach persönlicher Veranlagung und Vorliebe, nicht nur der Kinder, sondern auch der Eltern. Der Wettbewerb und das Zusammensein mit anderen sind weitere Faktoren, die die Begeisterung aufrechterhalten, ebenso die Erfolgserlebnisse, wenn ein Kind beispielsweise beim Schwimmen feststellt, dass es sich ohne Hilfe anderer über Wasser halten oder ganz allein das Schwimmbecken durchqueren kann. Körperliches Training hat also etwas mit Entwicklung zu tun, einer tiefen menschlichen Motivation.

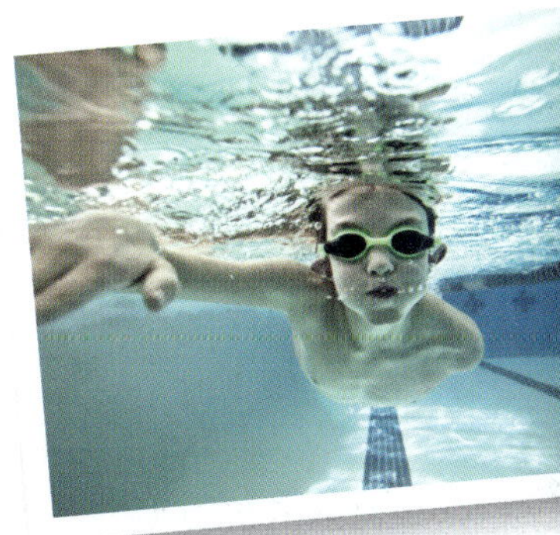

Im weiteren Verlauf des Lebens kommt hinzu, dass körperliches Training das gute Gefühl bewirkt, kraftvoll zu sein, sowie eine Ausschüttung von Endorphinen und die damit verbundenen Glücksgefühle auslöst. Zudem entwickelt sich das Bewusstsein, dass es sinnvoll ist, sich um die eigene Gesundheit zu kümmern, denn körperliche Einschränkungen mindern grundlegend die Lebensqualität. Voraussetzungen für Gesundheit sind ein achtsamer Umgang mit dem eigenen Körper, eine ausgewogene Ernährung und ein gewisses körperliches Training. Mit zunehmender Lebenszeit wird dies immer wichtiger, da der Körper anfälliger wird. Eine gesunde Ernährung und körperliches Training stellen also Bedingungen für ein gelingendes Leben dar – wir werden darauf zurückkommen. Die Notwendigkeit, sich um seine körperliche Gesundheit zu kümmern, den Körper zu trainieren, ist heute vielen Menschen bewusst.

Aber wie sieht es mit der Seele aus? Ein Training für die Seele wirkt erst mal etwas befremdlich. Was ist diese Seele überhaupt? Kann man sie trainieren wie einen Muskel? Was soll denn da weiterentwickelt werden? Wie hängen Körper und Seele, Soma und Psyche, zusammen?

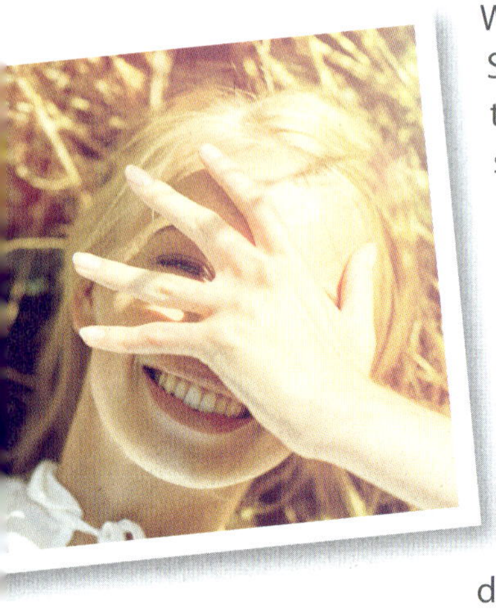

Wir möchten in unserem Buch zeigen, dass man die Seele trainieren kann und dass es sinnvoll ist, sie zu trainieren. Das seelische Wohlbefinden, die psychische Gesundheit, ist eng verbunden mit dem Befinden des Körpers, mit der Form der Ernährung, mit Bewegung. Die »Seelen-Fitness« ist wichtig dafür, dass Menschen Lebenslust und Lebensfreude empfinden, dafür, dass Momente entstehen, in denen sie ganz nah bei sich sein können und dürfen, für Momente des Glücks.

Ein Training bedeutet immer, dass man sich aus der Komfortzone hinausbewegen muss, zumindest ein wenig, und es bedeutet Wiederholung. Jeder weiß, wie angenehm diese Komfortzonen sind, die bekannten Muster, in denen wir unsere Welt erleben und die unser Verhalten bestimmen. Daher ist es sinnvoll, sich hierfür einen Plan zu machen. Unser Buch möchte Ihr Personal Trainer werden, der die Umsetzung dieses Planes unterstützt und erleichtert – sodass Sie Ihren Plan möglichst nicht mit zusammengebissenen Zähnen befolgen, sondern mit Lust und Freude am Leben.

Wer sind wir?

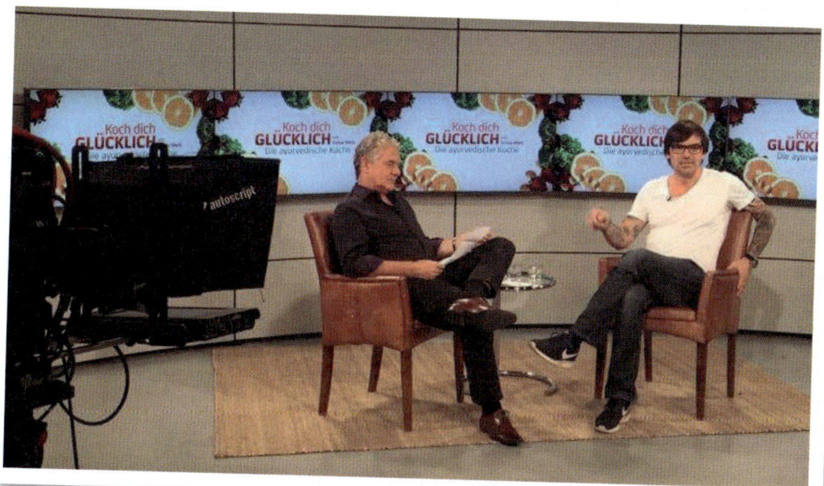

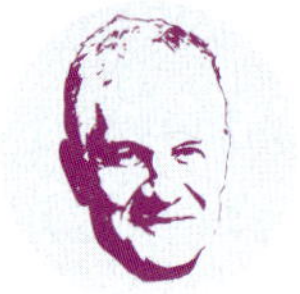

Prof. Dr. med. Matthias R. Lemke

Eines Tages rief mich jemand vom Sender Hamburg1 an und fragte, ob ich mir vorstellen könne, in einer Kochsendung aufzutreten. Es gehe um Ernährung und Psyche, um die seelische Gesundheit, wie die heutige Situation dazu aussehe und was man tun könne. So fuhr ich an einem sonnigen Morgen in ein Kochstudio in Altona und traf dort Volker Mehl, der schon am Herd aktiv war. Innerhalb kurzer Zeit entwickelte sich ein spannender Dialog zum Zusammenhang zwischen Kochen und Glück, zur Bedeutung der Ernährung für die Psyche, zu den seelischen Belastungen, mit denen die Menschen heute konfrontiert werden, und zu Maßnahmen, die wir alle ergreifen können, um mit diesen fertigzuwerden – während ich die Petersilie schneiden durfte. Es entstand ein köstliches ayurvedisches Mahl, von dem ich mir nach dem Dreh noch etwas mit in die Klinik nehmen konnte. Wir trafen uns wieder, tauschten uns weiter aus und entwickelten die Idee zu diesem Buch.

Seit über 20 Jahren beschäftige ich mich beruflich, und nicht nur beruflich, mit der seelischen Gesundheit, den psychischen und psychosomatischen Erkrankungen, deren Entstehungsbedingungen, Diagnose und Therapie und vor allem damit, was jeder tun kann, um ihnen vorzubeugen. Nach Abschluss meines Medizinstudiums lebte ich einige Jahre in San Francisco, beschäftigte mich dort wissenschaftlich mit grundlegenden Funktionen des Gehirns und des Nervensystems. Daneben genoss ich die berauschende Natur der kalifornischen West Coast und den unermüdlichen Enthusiasmus der Menschen dort. Während weiterer Stationen an den Universitäten in Berlin, New York, Düsseldorf und Kiel setzte ich mich mit den Wirkweisen der menschlichen Psyche wie der Regulation der Emotionen und Impulse auseinander, mit den Bedingungen für Lebensfreude oder deren Verlust, mit Depressionen, Ängsten und Erschöpfungssyndromen und zunehmend auch mit der Ausbildung von Medizinstudenten und Fachärzten in meinem

Fachgebiet sowie der Organisation von Kliniken und der Entwicklung von neuen Behandlungsformen. Immer wieder ist es der einzelne Mensch, der sich mir anvertraut, der mich bewegt und den Motor für das Interesse an der seelischen Gesundheit darstellt. Seit knapp 10 Jahren bin ich jetzt bei der Evangelischen Stiftung Alsterdorf in Hamburg für den Bereich Psychiatrie, Psychotherapie und Psychosomatik verantwortlich und habe sowohl in der Stiftung als auch an der Alster Orte gefunden, wo ich in Übereinstimmung mit mir selbst leben und arbeiten kann.

Volker Mehl

Eigentlich sah mein Lebensplan mal völlig anders aus. Doch nach einem kurzen Ausflug an die Uni Mainz mit dem Studiengang Katholische Theologie hatte ich einen Schein in Hebräisch und die Erkenntnis erworben, dass mein Weg doch ein anderer ist. Denn viel größer war mein Wunsch, meinen großen Leidenschaften, dem Kochen und der Arbeit mit Menschen, nachzugehen. Nach einigen weiteren Umwegen, unter anderem als Versicherungskaufmann, fand ich mit einer Ausbildung zum Ayurveda-Gesundheitsberater 2006 und 2007 meine persönliche und berufliche Bestimmung.

Nach Stationen in München, Berlin und Wuppertal bin ich 2017 wieder in meine hessische Heimat zurückgekehrt, um in Kassel eine Ayurveda-Akademie mit angeschlossenem Café zu eröffnen. Daneben gebe ich deutschlandweit Koch- und Yogakurse sowie Workshops rund um das Thema ganzheitliche Lebensführung. Mittlerweile sind auf meinem Weg auch neun Bücher entstanden, von denen zwei den »Gourmand Cookbook Award« in der Kategorie »Indian Cuisine« gewannen.

Ich bin fest davon überzeugt, dass eine zeitgemäße Form des Ayurveda und des Yoga vielen Menschen gerade in der westlichen Welt helfen kann, ein gelingendes und glückliches Leben zu führen.

Wie sieht's aus?

Eine Bestandsaufnahme

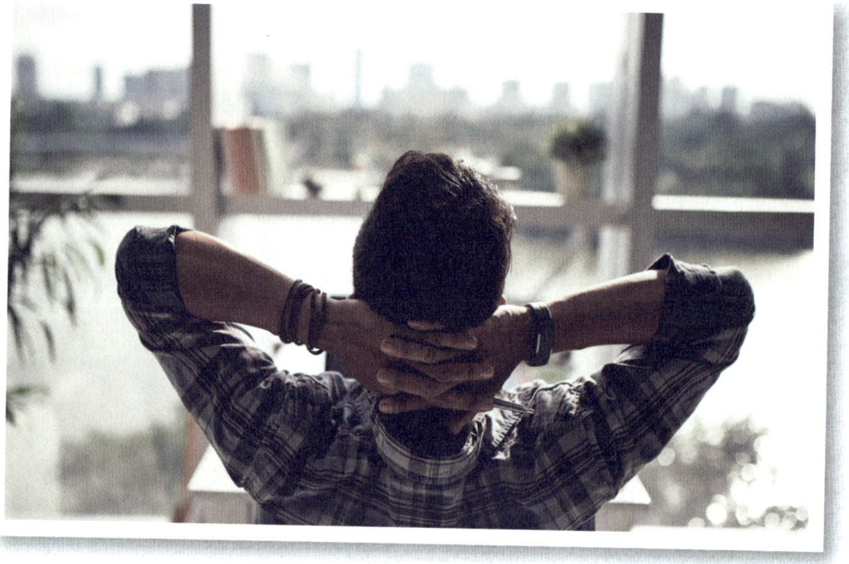

Volkers Definition von einem gelingenden Leben

Die Suche nach dem Glück, das Streben nach Zufriedenheit, war schon immer eine wichtige, wenn auch nicht die einzige Motivation des Menschen, Veränderungsprozesse in Gang zu setzen. Dieser Transformationsprozess kann anstrengend sein, aber wenn Sie ein paar Punkte beherzigen, wird er gelingen.

Immer locker bleiben!

Geben Sie sich Zeit!
Es ist noch kein Meister des Lebens vom Himmel gefallen.

Wir wollen Ihnen nichts vormachen, eine Transformation bedeutet in erster Linie Arbeit an sich selbst und manchmal auch schmerzliche Erfahrungen. Diese sind leider unabdingbar für jede Form von echter Veränderung. Ein dauerhaft zufriedenes Leben zu führen, ist echte Arbeit, vor allem an sich selbst. Deshalb sollten Sie dieses Programm auch nur anwenden, wenn Sie wirklich bereit sind, an sich zu arbeiten und Ihre Komfortzone zu verlassen. Am liebsten wäre es uns, wenn Sie mehrfach kurz davor wären, das Buch in die Ecke zu feuern. Denn genau an diesem Punkt entscheidet sich, ob Sie wirklich etwas verändern wollen oder Ihr Leben lang nur von Veränderung träumen.

Seien Sie aber nicht zu streng mit sich selbst. Niemand krempelt von heute auf morgen sein Leben komplett um. Jede kleine Änderung bringt Sie Ihrem Ziel näher, und darauf können Sie stolz sein. Sie müssen nicht täglich einen Marathon laufen, aber vielleicht nehmen Sie häufiger mal die Treppe statt den Aufzug. Genauso ist alles, was Sie für sich tun – nicht aus Gewohnheit oder Faulheit, sondern im Sinne Ihres Ziels eines gelingenden Lebens –, ein Erfolg.

Und: Sie sind nicht allein! Gerade wenn Sie sich auf den Weg der Veränderung begeben, ist es wichtig, zu spüren, dass dort auch andere unterwegs sind. Man sagt doch so schön: Glück ist das Einzige, was sich verdoppelt, wenn man es teilt. Ohne Rückhalt ist es schwer, die Energie zu tanken, die Sie brauchen werden. Deshalb werde ich ab und zu Treffen organisieren für alle Leser dieses Buches. Wir treffen uns an verschiedenen Plätzen, um uns auszutauschen, uns zu bewegen, gemeinsam zu lachen, zu weinen, zu essen und so ganz viele echte, lebensnahe Glücksmomente zu erleben.[1]

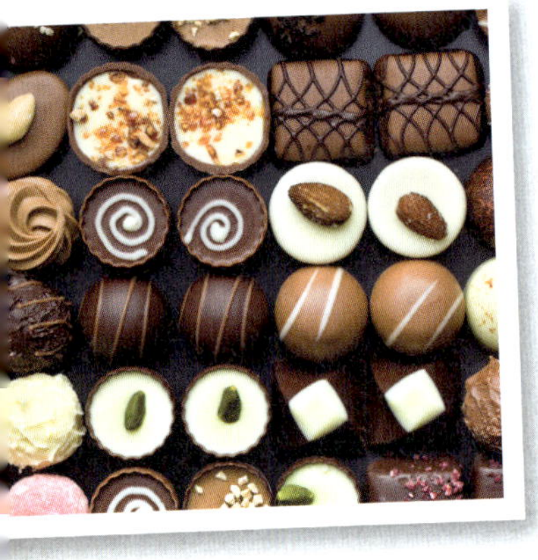

Süße Praline oder trockener Mürbeteig – wie soll Glück denn eigentlich schmecken?

Mit der Frage nach dem Glück befasse ich mich seit Jahren, und so ist auch die Idee zu diesem Buch entstanden. Es gibt natürlich schon Unmengen von Ratgebern zu diesem Thema. Noch ein Buch auf den Markt zu bringen, kann man jetzt selbstbewusst oder wahnsinnig nennen. Eigentlich sollte doch schon alles zu dem Thema gesagt sein – oder vielleicht doch nicht?

Ich bin natürlich der Meinung, dass zu diesem Thema weder schon alles gesagt, geschweige denn alles getan worden ist. Um in meiner Kochsprache zu bleiben, würde ich sagen, viele Glücksbücher da draußen kann man in zwei

1 Die Termine finden Sie auf meiner Homepage www.volkermehl.de.

Geschmacksrichtungen unterteilen: einmal die Pralinenbücher, die sind süß gemacht, amüsant, schnell verzehrt und auch schnell wieder vergessen. Dann gibt es die Vollwert-Mürbeteig-Bücher, die sind gehaltvoll, mit vielen wertvollen Informationen, aber auch staubtrocken und ziemlich unsexy.

Wer schreibt eigentlich Bücher zum Thema glückliches Leben? Unter den Autoren sind vor allem Psychologen, Mönche, Therapeuten, Priester und gern auch mal Menschen, die offenbar genug Zeit und Geld haben, um ein Jahr um die Welt zu reisen auf der Suche nach sich selbst oder anderen lustigen Dingen. Unser Buch soll anders sein, eher wie ein gutes Essen: nährend mit einem dauerhaften Effekt, trotzdem genussvoll, ohne auf den Magen oder das Gemüt zu schlagen – und vor allem von Profis zubereitet. Da ich zwar ganz anständig kochen kann, aber null Ahnung auf dem Gebiet fundierter Seelenarbeit besitze, habe ich mir Matthias ins Boot geholt. Er ist ein echter Fachmann auf diesem Gebiet und noch dazu ein richtiger Genussmensch, der mit beiden Beinen auf dem Boden steht. Es ist für uns beide eine sehr spannende Reise geworden! Wir sind der Meinung, dass es das wert ist, weiterhin Bücher darüber zu schreiben, wie gutes Leben gelingen kann, weil ganz viele Menschen Glückssucher sind – inklusive uns.

Glück is in the Air

Wenn ich ein neues Buch schreibe, setze ich mich immer erst mal hin und schaue, was es zu dem Thema schon an Informationen und Definitionen gibt. So habe ich es auch für mein 2011 erschienenes Buch »Koch dich glücklich mit Ayurveda« gemacht, in dem Glück ebenfalls eine zentrale Rolle spielte. Dabei bin ich auf eine für mich bis heute sehr überzeugende Antwort auf die Frage gestoßen, was Glück ist:

Das Wort »Glück« bedeutet
»Art, wie etwas endet/gut ausgeht«.

Das finde ich extrem spannend, denn darin stecken drei sehr positive Grundannahmen:

- Glück stellt sich von allein ein, wenn ich aufhöre, ständig etwas hinterherzulaufen. Der Glückliche ist mit dem zufrieden, was er gerade hat.
- Es gibt keinerlei Bedingungen oder Vorausetzungen, um glücklich zu sein. Glück ist ein naturgegebener Urzustand, ein echtes Gottesgeschenk. Für uns heißt Glück meistens Arbeit – nach dem Motto »ohne Fleiß kein Preis«.
- Ich muss keine besonderen Fähigkeiten mitbringen, um glücklich zu sein – das kann jeder. Das Glück braucht man weder zu suchen, noch muss man sich sonderlich anstrengen, um glücklich zu sein. Das wäre so, als stünde ich vor einem üppigen Buffet und fragte mich dauernd selbst, wann es endlich was zu essen gibt.

Die Idee ist also, dass Glück ein uns ständig umgebendes Medium ist, wie die Luft zum Atmen. Es liegt nur an uns, wie intensiv wir es wahrnehmen. Die Frage »Wie werde ich glücklich?« ist demnach falsch gestellt, es muss heißen »Wie nehme ich das bereits vorhandene Glück um mich herum wahr?«.

Das sind schon mal äußerst positive Startbedingungen. Und damit wäre das Buch jetzt eigentlich schon am Ende. Alles easy, ich muss nix machen und bin voll happy! Eigentlich. Denn in der Praxis ist es bei Weitem nicht so einfach. Immer mehr Menschen fühlen sich gestresst, sind von Burn-out bedroht, und die durchschnittliche Wartezeit bei guten Psychotherapeuten liegt bei drei bis sechs Monaten.

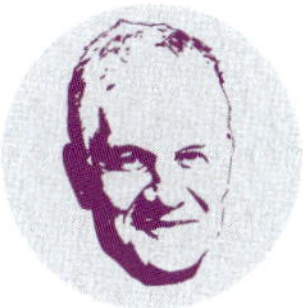

Matthias' Definition von gelingendem Leben und Glück

Das Glas

Mein Bruder, seines Zeichens Zahnarzt, meinte einst, dass es gar nicht darauf ankomme, ob das berühmte Glas halb voll oder halb leer sei. Das Wichtigste sei, immer zu wissen, wie man es wieder auffüllen könne.

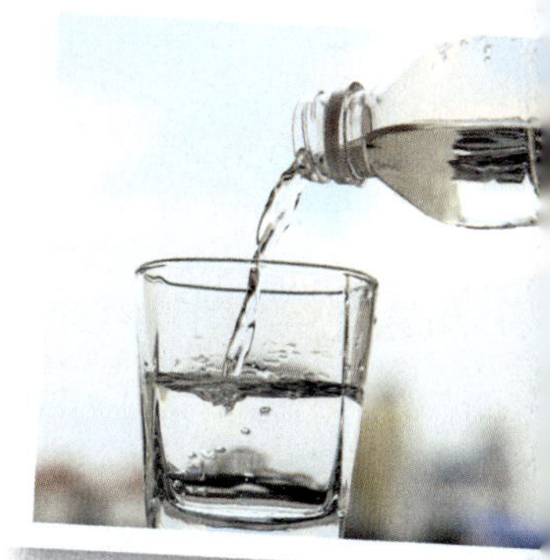

Eine Hamburger Senatorin, die ein sehr großes Ressort betreut, sagte einmal bezüglich ihrer unglaublichen Verantwortung: »Dann halte ich es eben aus …« Bei einer Veranstaltung fragte ich sie, was sie denn für sich tue, um es aushalten zu können. Die Antwort in der ihr eigenen erfrischenden Art war, sie gehe weder Segeln noch Golfen und auch nicht dauernd zum Sport. Wenn sie abends nach Hause komme, schalte sie ihr Mobiltelefon aus und widme sich ihrem kleinen Sohn. In diesen Stunden tanke sie so auf, dass sie auch die beruflichen Herausforderungen meistern könne.

Die Frage ist: Wo füllen Sie Ihr Glas wieder auf? Glück ist weder ein Zustand noch etwas Gegebenes. Es hat viele verschiedene Formen, etwa Freude, Zufriedenheit, Erfüllung, Lust, Ekstase, Genuss, Seligkeit. Dabei ist Glück kein primäres Ziel, sondern immer ein Resultat. Sie sind also gut beraten, ganz für sich herauszufinden, welches Leben, welche Tätigkeiten, welcher Rahmen, welche Form von Beziehung und auch welche Ernährung für Sie, und nur für Sie, dazu beitragen, dass Sie Momente des Glücks empfinden können.

Dann haben Sie einen »inneren Kompass« oder »geheimen Lebensplan«[2]. Es geht um die großen Balancen im Leben, die jeder Einzelne für sich entdecken und leben sollte.

»Viele haben nachts das Smartphone an der Steckdose, können aber ihre eigenen Akkus nicht aufladen.«

Cord-Eric Lubinski, Leiter der Landesvertretung Schleswig-Holstein der DAK

Letztlich ist ein gelingendes Leben also eines, das mit den eigenen Vorstellungen und Bedürfnissen übereinstimmt. Was das für die Bereiche von Ernährung und Bewegung, Aktivität und Ruhe, emotionalen Bindungen und Alleinsein, kognitiven Herausforderungen sowie Sinnhaftigkeit bedeutet, ist individuell verschieden. Das herauszufinden, bildet die Grundlage für Erfüllung und Glück.

Modernes Leben

Als ich zur Zeit der Wende in Berlin meine Facharztausbildung begann, war das Fach Psychiatrie, Psychotherapie und Psychosomatik ein Bereich, der in der Gesundheitsversorgung der Bevölkerung eine wenig beachtete Rolle spielte. Heute sind die psychischen Erkrankungen Volkserkrankungen. Zum gegenwärtigen Zeitpunkt gibt es in Deutschland ca. 5 Millionen Menschen, die an einer behandlungsbedürftigen Depression leiden, und hinter jeder zweiten Frühberentung steckt eine seelische Erkrankung.

Haben seelische Erkrankungen in den letzten 30 Jahren zugenommen? Das wird wissenschaftlich kontrovers diskutiert. Subjektiv scheint es so, als ob

2 Hierzu empfehle ich Ihnen folgende Bücher: Schmid, Wilhelm: Glück – Alles, was Sie darüber wissen müssen, und warum es nicht das Wichtigste im Leben ist. Berlin: Insel 2007; Terrahe, Sybille & Albers-Timm, Birgit: Der innere Kompass. München: Arkana 2003; Mary, Michael & Nordholt, Henny: Der geheime Lebensplan. Freiburg im Breisgau: Kreuz 2001.

immer mehr Menschen davon betroffen sind. Belegt ist aber lediglich eine Zunahme der Inanspruchnahme stationärer und ambulanter Behandlung, wobei aus epidemiologischen Studien bekannt ist, dass es immer noch viele Menschen in der Bevölkerung gibt, deren seelische Erkrankungen entweder gar nicht oder nicht adäquat behandelt werden. Wie kommt es dazu, dass es in einer Gesellschaft, die so weit entwickelt ist, derart viele Menschen gibt, denen es seelisch nicht gut geht? Obwohl die Bevölkerung in westlichen Gesellschaften materiell so gut abgesichert ist wie nie zuvor, scheinen gerade diese für den Einzelnen zunehmend anstrengend zu werden.

Hierbei spielt im beruflichen Kontext eine zunehmende Arbeitsverdichtung eine wichtige Rolle. Immer mehr Arbeit ist in immer kürzerer Zeit, in immer höherer Qualität und mit immer weniger Menschen zu bewältigen. Dieses Phänomen zeigt sich in vielen Bereichen, in Justizverwaltungen wie in Kliniken, in Agenturen wie in Großunternehmen.

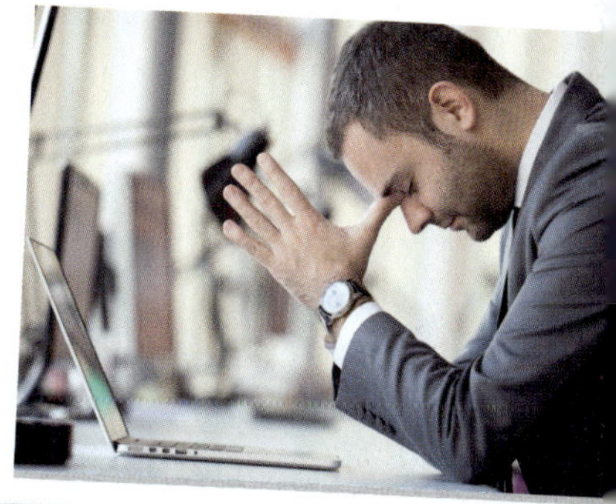

Aber auch im privaten Leben scheint der Anspruch, immer mehr, und das immer schneller, erledigen zu wollen, weit verbreitet. Hierzu tragen u.a. die modernen Kommunikationsformen bei. Nicht nur, dass die Menge der Informationen kaum zu bewältigen ist und ein hohes Maß an Disziplin und Selbstmanagement erfordert, auch die Schnelligkeit, mit der diese verbreitet werden, stellt eine Herausforderung dar. Ein nicht unerheblicher Druck entsteht durch die Erwartungshaltung sofortiger Erledigung und Beantwortung von E-Mails, SMS, Nachrichten auf Whatsapp, Facebook, Snapchat u.a. Dauernde Erreichbarkeit wird sowohl im beruflichen als auch im privaten Umfeld erwartet. Viele Menschen tragen schwer an der Doppelbelastung von Familie und Beruf. Zusätzlich haben sich die Werte in den westlichen Gesellschaften in den letzten 100 Jahren stark verändert. Schnelllebigkeit von Beziehungen, komplexere Strukturen in den Familien, aber auch die Zunahme von Singlehaushalten stellen höhere Anforderungen an den Einzelnen. Während vor 50 Jahren Gehorsam noch als Wert galt und damit auch Orientierung gab, stehen heute Selbstfindung und Eigenverantwortung an erster Stelle und fordern den Menschen sehr viel stärker.

Von der Erschöpfung zur Depression

Ein Beispiel: Eines Abends ruft mich die Freundin eines Bekannten an, der vor Kurzem in eine leitende Funktion befördert wurde. Mein Bekannter sei verzweifelt, er schaffe seine Arbeit nicht mehr. Auch zu Hause sei er zunehmend angespannt und gereizt, ihr und auch den Kindern gegenüber. Seit Monaten schlafe er nicht mehr richtig, habe zunehmend Konzentrationsstörungen, schaffe dadurch seine tägliche Arbeit nicht mehr und sei deshalb bis spät abends im Büro, auch an den Wochenenden. Er sei immer sehr engagiert gewesen, jetzt mache ihm sein Beruf aber keine Freude mehr. Auch in anderen Lebensbereichen sei er völlig freudlos, vernachlässige seine Hobbys, seinen Sport, sei seit Wochen extrem erschöpft.

Was ist passiert? Beim Erleben von chronischem Stress kommt es bei den Betroffenen zu sogenannten Stresserkrankungen durch die Ausschüttungen von Stresshormonen. Während akuter Stress die Abwehrkräfte aktiviert, werden diese bei Chronifizierung immer weiter geschwächt, bis dieser Zustand als lähmende Erschöpfung erlebt wird, die sich weder durch Schlaf noch durch Urlaub kurzfristig bessern lässt. Für die Balance zwischen Aktivität und Ruhe spielt das vegetative Nervensystem eine wichtige Rolle. Dieses besteht aus dem Sympathikus und dem Parasympathikus und reguliert die vegetativen Funktionen vieler Organe einschließlich Herz und Darm. Während der Sympathikus für die Aktivität und Abwehr zuständig ist, also Muskelanspannung, Herzschlag und Atmung beschleunigt, ist der Parasympathikus verantwortlich für Entspannung, Ruhe, Regeneration, also Reduktion der Muskelspannung, Verlangsamung der Herzfrequenz und Förderung der Verdauung durch Verstärkung der Aktivität von Magen und Darm.

Chronischer Stress führt zu einer Dysbalance dieses für Körper und Seele so wichtigen Nervensystems. Durch ein starkes Überwiegen des Sympathikus kommt es zu Schlaf- und Konzentrationsstörungen, Erschöpfung und Leistungseinbußen. Leider zu häufig schaffen es die Betroffenen nicht, aus diesem »Hamsterrad« selbst auszusteigen. In der Folge entwickeln sich Depressionen mit Verzweiflung, emotionaler Leere, Antriebslosigkeit, sozialem Rückzug, ausgeprägten Versagens- und Zukunftsängsten bis hin zu lebensmüden Gedanken und Absichten.

Raus aus der Komfortzone

Warum scheuen viele Menschen die Übernahme von Verantwortung? Weil ihre Energiespeicher gerade so für die Verrichtung der täglichen privaten wie beruflichen Aktivitäten reichen, oft sogar leer sind und Erschöpfung droht. Vielen fällt es aufgrund des Erwartungsdrucks schwer, ausreichende Selbstfürsorge walten zu lassen. Sie können nicht Nein sagen. Gleichzeitig wissen sie nicht, wie sie ihre Energiespeicher wieder auffüllen können.

Weltweite Belastung durch Krankheiten

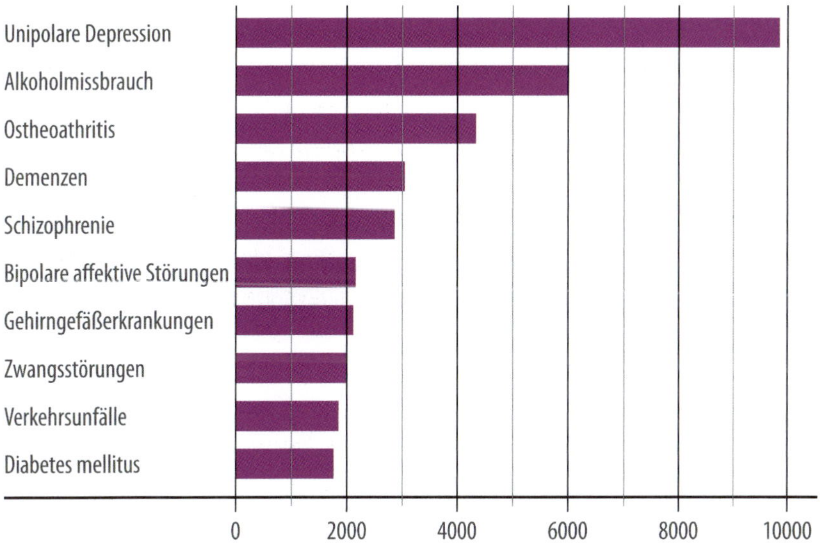

Daten: WHO-Studie Murray & Lopez 1997. Dargestellt sind die Lebensjahre über den Studienzeitraum.

Dargestellt sind die 10 Krankheiten mit dem höchsten Verlust an individueller Lebensqualität. Die Zahl erfasst die Jahre, die mit Beeinträchtigung gelebt werden. Bemerkenswert ist, dass sich unter diesen 10 Krankheiten 6 aus dem Gebiet der psychischen Erkrankungen befinden. An weitaus erster Stelle stehen nach wie vor die Depressionen. In Deutschland haben wir heute ca. 5 Millionen Menschen, die an einer behandlungsbedürftigen Depression erkrankt sind.[3] Die Einschränkungen der Lebensqualität für Depressive sind hoch, da in der Regel alle Lebensbereiche betroffen sind. Es kommt häufig zum Verlust des Arbeitsplatzes, die Beziehungen leiden bis hin zu Trennungen, die Freunde ziehen sich zurück. Der Betroffene verliert seinen Antrieb, Interesse und Lebensfreude, nicht selten treten Suizidabsichten auf.

Weniger körperliche, mehr seelische Probleme

Die häufigsten Ursachen neuer Erwerbsminderungsrenten (Anteile im Jahr 1993, 2003 und 2013, in %)

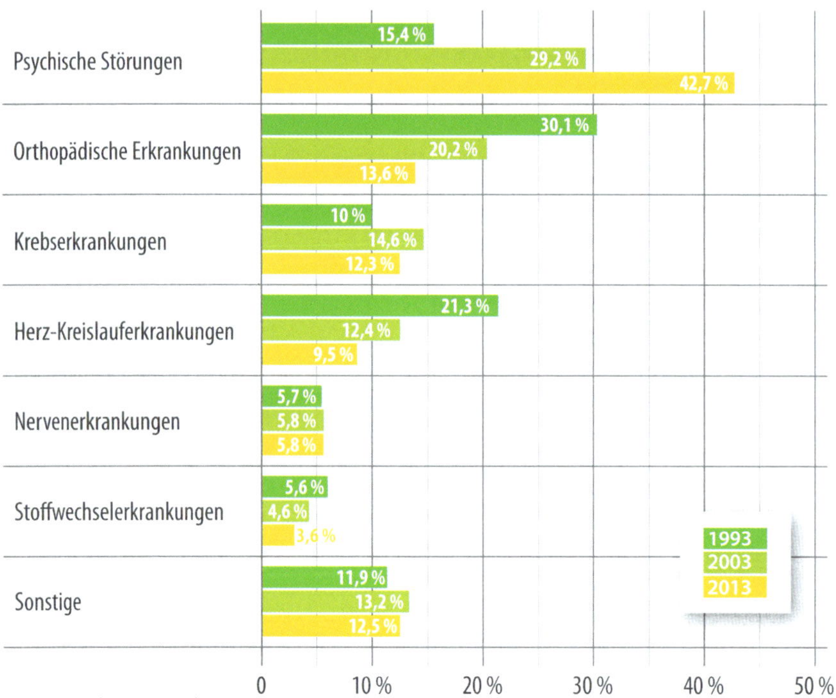

Quelle: Deutsche Rentenversicherung

3 Laut Deutsches Ärzteblatt 02/2017.

Schaut man sich die Ursachen für neue Frühberentungen (Erwerbsminderungsrenten) an, so zeigen die Daten der Deutschen Rentenversicherung über die letzten 20 Jahre, dass die psychischen Erkrankungen angestiegen sind und die orthopädischen und Herz-Kreislauf-Erkrankungen weit überholt haben. Bei den psychischen Erkrankungen wiederum handelt es sich zu 90 % um Depressionen, Erschöpfungssyndrome und Angsterkrankungen, gefolgt von schädlichem Gebrauch von Alkohol. Der Anstieg der psychischen Erkrankungen hat wahrscheinlich mehrere Ursachen. Das Leben in der heutigen Gesellschaft und Arbeitswelt ist weniger körperlich, dafür zunehmend geistig anstrengend, seelische Erkrankungen werden häufiger erkannt, und die Betroffenen stehen eher dazu.

Eine Depression hat viele Gesichter und kann jeden treffen. Die gute Nachricht ist, sie ist gut behandelbar. Noch besser ist es natürlich, sich vor Depressionen zu schützen. In unserem Buch geht es hauptsächlich darum, wie Sie Ihre Psyche trainieren können, um dem Auftreten seelischer Erkrankungen vorzubeugen. Wenn Sie Ihr Leben und Ihre Einstellungen so gestalten, dass eine möglichst hohe Widerstandskraft gegen Stress und Krisen besteht, sogenannte Resilienz, können Sie sich den Anforderungen des täglichen Lebens stellen und dabei Lebensfreude empfinden, entwickeln und erhalten.

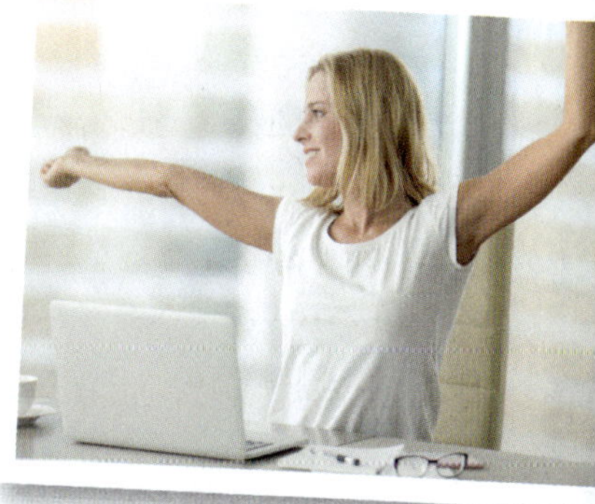

Seelische Gesundheit

aus dem Kochtopf?

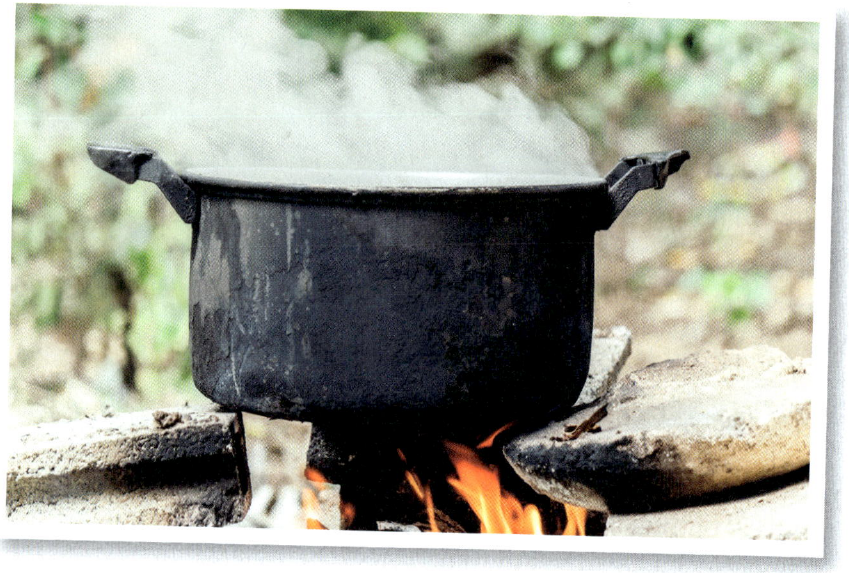

Immer der Stress mit dem Glück oder: Es lebe die Melancholie!

Jeder ist happy, immer voll gut drauf, und das Leben ist spitze! In einer Zeit der dauererfolgreichen, ununterbrochen strahlenden Superperformer ist kein Platz für andere Emotionen. Aber ist das die Wahrheit? Ich bin der festen Überzeugung, da läuft eine riesengroße Bühnenshow ab. Wenn wir alle so gut drauf sind, warum ist dann jeder Psychotherapeut über Monate ausgebucht und warum gibt die ganze Welt jedes Jahr mehrere 100 Milliarden Euro für Pillen aller Art aus – angefangen bei Abführmitteln und Anti-Stress-Helferlein über Schlaftabletten, Schmerzmittel, Aufputsch- und Beruhigungspillen bis hin zu den heftigsten Psychopharmaka?

Wenn man die Floskel »Na, wie geht's dir?« auspackt, rechnet man im Prinzip nicht damit, dass der andere sagt: »Mir geht's nicht wirklich gut. Ich habe seit Wochen Blähungen, dass es kracht, kriege im Bett keinen mehr hoch, und mich kotzt gerade alles an.« Wir wollen den anderen nicht in Verlegenheit bringen, den »schönen« Schein wahren, und reden lieber übers Wetter, Fußball, den Job oder die aktuelle Grippewelle in der Kita.

Meiner Meinung nach brauchen wir eine neue Kultur der Empathie für eine positive Melancholie. Denn da draußen läuft weltweit ein massenhafter Selbstbetrug! Es ist komplett gegen unsere Natur, dauernd gut drauf zu sein. Es ist unmöglich, und jeder, der etwas anderes behauptet, lügt schlicht und ergreifend. Genau wie Tag und Nacht einem Rhythmus unterliegen, durchläuft unsere Seele einen Wechsel der Emotionen, die wir mal als leicht und klar und mal als schwer und düster empfinden – und das ist völlig in Ordnung!

Der Gag an der Sache ist, dass überhaupt nichts passiert, wenn man mal wirklich sagt, wie es einem geht. Nichts außer einer riesigen Befreiung! Das zeichnet unter anderem glückliche Menschen aus, dass sie den Mut haben, ihre wahren Gefühle zu äußern. Die Wahrscheinlichkeit, dass das Gegenüber auch schon einmal solche Emotionen hatte, liegt bei 100 %. Wir reden nur aus falscher Scheu nicht darüber.

Doch das Schlimmste, was wir tun können, ist, nicht über unsere Gefühle zu reden und stattdessen lieber Pillen einzuschmeißen. Natürlich ist es herausfordernd, sein Ding zu machen und ehrlich zu sein, wenn drum herum alle nicht so drauf sind. Gerade für uns Kerle ist es eine große Überwindung, zuzugeben, dass wir nicht immer alles gleichzeitig können und vielleicht nicht ununterbrochen der erfolgreiche, gut gelaunte Superhengst sind. Vor allem in vielen Großunternehmen herrscht noch ein ziemlich steinzeitliches Männerbild vor.

Aber auch für Frauen gilt genau das Gleiche: Keine Frau auf diesem Planeten schafft den Spagat zwischen Haushaltsmanagerin, Kindertaxi, Smoothie trinkender Yoga-Nixe und Sexgöttin. Muss sie auch nicht, es wäre schon mal ein Riesenfortschritt, wenn ihr Mädels da draußen aufhören würdet, euch ständig selbst fertigzumachen und auf euren Schwächen, euren unperfekten Körpern und eurer Cellulite rumzuhacken!

Der erste Schritt zum Glücklichsein ist also, dass man erkennt und sich selbst eingesteht, nicht immer glücklich sein zu können und auch nicht zu müssen!

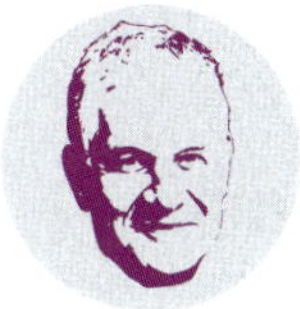

Die Resilienz: Das Immunsystem der Seele

Genau wie der Körper braucht auch die Seele ein Abwehrsystem. Dieses wird als Resilienz bezeichnet. Wie das Immunsystem auch muss es sich entwickeln, anpassen, gepflegt und trainiert werden. Vielen Menschen ist heute bewusst, dass sie auf ihren Körper achten und diesen trainieren sollten, um eine bessere Lebensqualität zu erreichen, sich gut zu fühlen und erfüllt älter zu werden. Genauso sollte auch die Seele trainiert werden, um möglichst resilient, also widerstandsfähig zu sein, Body-Fitness und Soul-Fitness gleichermaßen.

Ich kenne keinen einzigen Menschen, der in seinem Leben noch keine Krise durchgemacht hätte. Da Tiefpunkte zum Leben dazugehören, empfiehlt es sich, diesen möglichst stark begegnen zu können, also eine ausreichende Resilienz entwickelt bzw. trainiert zu haben.

Welche Faktoren und Fähigkeiten tragen zu einer hohen Resilienz bei?

- Ernährung
- körperliche Aktivität
- Entspannung und Anspannung (Training des vegetativen Nervensystems)
- Fähigkeit, sich Hilfe zu holen
- geistige Herausforderungen (Kognition) zu haben
- emotionale Bindungen (Familie, Freunde, Kollegen, Sport-Buddys …)
- Grenzen der Belastbarkeit zu erkennen und auszureizen
- Sinnhaftigkeit

Wieso Ernährung?

Wie kommt die Ernährung auf diese Liste? Was hat sie mit unserem Befinden zu tun? Kopf und Bauch tauschen tatsächlich Signale aus und kommunizieren ständig miteinander. Diese Verständigung ist keineswegs als Einbahnstraße vom Gehirn zum Darm zu betrachten. Manche Autoren bezeichnen den Darm neben Gehirn und Rückenmark als das »dritte Nervensystem«, da sich in der Darmwand über 100 Millionen Nervenzellen befinden.[1]

Ernährung ist die Aufnahme von Eiweißen, Fetten und Kohlenhydraten. Grundsätzlich dient sie erst einmal dazu, bestimmte Moleküle in den Körper zu befördern, um verschiedenste Stoffwechselwege, zum Beispiel die Proteinbiosynthese, zu ermöglichen. Aber natürlich gibt es viel mehr Zusammenhänge!

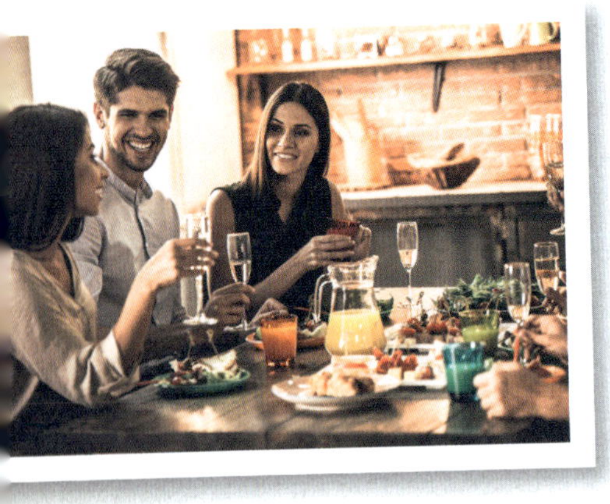

Tim Mälzer sagte einmal über den emotionalen Aspekt einer Hühnersuppe, die Ästhetik des Kochens, der Glanz, die Farben, der Geruch seien manchmal wichtiger als das eigentliche Essen. Hinzu komme die Atmosphäre in der Küche, zusammenzusitzen und zu reden, schließlich brauche eine Hühnersuppe Geduld.[2] Damit hat er schon drei Aspekte der Verbindungen zwischen Essen und Seele angesprochen: Genuss, Ästhetik und Gemeinschaft. Hinzu kommen noch die Inhaltsstoffe und die Menge des Essens und das, was für die seelische Gesundheit des Menschen eine ganz wichtige Bedeutung spielt, nämlich die Fähigkeit zur Fürsorge und besonders zur Selbstfürsorge.

1 Mayer, E: Das zweite Gehirn: Wie der Darm unsere Stimmung, unsere Entscheidungen und unser Wohlbefinden beeinflusst. Riva 2016.
2 Vgl. stern Nr. 11/2017.

Die fünf Aspekte des Zusammenhangs zwischen Ernährung und Seele:

1. Inhaltstoffe und Menge
2. Genuss und Lebensfreude
3. Ästhetik
4. Gemeinschaft
5. Fürsorge und Selbstfürsorge

Damit sind wir schon auf einer hohen Stufe der Bedürfnispyramide angelangt. Die Grundfunktion der Nahrungsaufnahme besteht darin, das Leben überhaupt aufrechtzuerhalten, indem sie Energie für die biologischen Prozesse des Menschen liefert, ihn mit Spurenelementen versorgt und die Grundbausteine der Proteinbiosynthese zur Verfügung stellt. Doch wie und was wir essen, hat nicht nur einen Einfluss auf den Körper, sondern auch auf die Psyche.

Bestimmte Stoffe in der Nahrung haben einen direkten Effekt auf das Gehirn. Das Immunsystem wird leicht durch die Nahrung beeinflusst und wirkt wiederum auf Stimmung und Antrieb. Das Nervengeflecht im Magen-Darm-Trakt sendet Signale an das Gehirn. Bakterien, die im Darm an der Verdauung der Nahrung beteiligt sind, produzieren auch Botenstoffe und können die Psyche so mit beeinflussen.[3]

Macht eine ungesunde Ernährungsweise also unglücklich, erschöpft, depressiv?

Das Mikrobiom oder: Was hat der Darm mit der Psyche zu tun?

In der Wand des Darms befinden sich unzählige Nervenzellen. Mit diesen Nerven kann der Darm seine primäre Aufgabe wahrnehmen, Nahrungsmittel aufzuspalten und zu zersetzen, Nährstoffe über die Darmwand ins

3 Mayer, E: Das zweite Gehirn: Wie der Darm unsere Stimmung, unsere Entscheidungen und unser Wohlbefinden beeinflusst. Riva 2016.

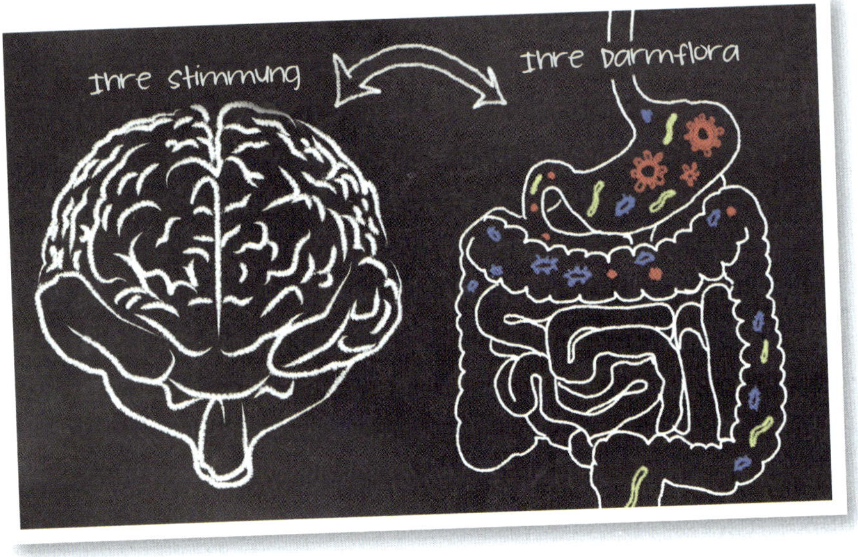

Blut aufzunehmen und Schadstoffe abzutransportieren und auszuscheiden. Viele Rezeptoren und Botenstoffe sind im Gehirn und im Darm dieselben. So ist z. B. das Serotonin im Gehirn an der Regulation von Gefühlen beteiligt und im Darm für dessen Bewegung (Peristaltik) und damit für die Verdauung mit verantwortlich.

Das vegetative Nervensystem, Sympathikus und Parasympathikus, hat sehr viel mit der inneren Balance und Stressantwort zu tun. Über dieses System, besonders über den Vagusnerv, steht der Darm in ständigem Austausch mit dem Gehirn. Diese Kommunikation verläuft in beide Richtungen und betrifft vor allem Regionen im Gehirn, die an der Regulation von Gefühlen beteiligt sind.

Das stimmt überein mit der Annahme des Neurowissenschaftlers und Psychiaters Antonio Damasio, dass alle Gefühle, Emotionen und Affekte ihren Ursprung im Körper haben.[4] Die Biochemie verändert etwas im Organismus, und dies wird als Freude oder Ärger, Angst oder Trauer gedeutet, sodass sich ein Feedback zwischen Kopf und Körper entwickelt. Zumindest begünstigen die Substanzen, die im Körper verstoffwechselt werden, also die eine oder andere Gemütslage.

4 Damasio, A.: Im Anfang war das Gefühl. Der biologische Ursprung menschlicher Kultur. Siedler 2017.
Damasio, A: Der Spinoza Effekt: Wie Gefühle unser Leben bestimmen. List Taschenbuch, 2004.

Wie sagt der Volksmund:
Es schlägt mir auf den Magen, ich habe Schmetterlinge im Bauch, mir ist eine Laus über die Leber gelaufen.

Das Mikrobiom ist sozusagen der Lebensraum Darm, also all die Organismen, die unseren Verdauungstrakt besiedeln. Es ist ein besonders vielfältiges Biotop, das deutlich mehr Funktionen als die Zerlegung von Nahrung in deren Bestandteile hat. Die Darmflora ist beispielsweise auch verantwortlich für das Auftreten der Zuckerkrankheit und von Störungen des Fettstoffwechsels und damit für die Steuerung des Körpergewichts. Sie reguliert die Verträglichkeit bzw. Unverträglichkeit von Medikamenten und die Geschwindigkeit, mit der diese vom Darm in das Blut befördert werden. Sie beeinflusst das Immunsystem, steht im Zusammenhang mit Autoimmunerkrankungen und kann bei Fehlfunktionen zu chronischen Darmentzündungen und Erkrankungen anderer innerer Organe führen.

Wahrscheinlich sind am Mikrobiom mehr als 10.000 Bakterienarten beteiligt, die den Darm eines erwachsenen Menschen mit einer großen genetische Vielfalt besiedeln. Die meisten dieser Mikroorganismen können nicht im Labor gezüchtet werden, daher kann die Zusammensetzung nur molekularbiologisch bestimmt werden. Der Darm des Menschen ist vor seiner Geburt steril und entwickelt sich mit der individuellen Lebensgeschichte des Menschen.

Ein gestörtes Mikrobiom wirkt auf die Darmschleimhaut, oder genauer auf die Barriere, die die Schleimhaut für die verdauten Speisen und deren Bestandteile darstellt. Ist diese in ihrer Funktion beeinträchtigt, können Substanzen unkontrolliert in die Blutbahn gelangen und in den einzelnen Organen Funktionsstörungen, zum Beispiel Entzündungen, hervorrufen. Und schon die kurzfristige Einnahme von Antibiotika kann die Zusammensetzung und Funktion der Darmflora dramatisch verändern.

Eine für unser Thema wichtige Achse, über die das Mikrobiom seine Wirkung entfalten kann, ist die Verbindung zum Gehirn. In Versuchen konnte nachgewiesen werden, dass das psychische Befinden durch die Zusammensetzung der Darmflora, d. h. durch die genetische Zusammensetzung der Bakterienstämme, deutlich beeinflusst werden kann. Aber auch wir können unser Mikrobiom beeinflussen!

In Versuchsreihen konnte gezeigt werden, dass sich beim Umstieg von einer fettarmen, pflanzenreichen Diät auf eine Nahrung mit viel Fett und viel Zucker die Bakterienbesiedlung innerhalb von 24 Stunden vollständig verändert und die Darmbakterien mehr Schadstoffe (Toxine) produzieren. Dadurch kann es zu Entzündungen und depressiver Stimmung kommen. Auch Patienten mit chronischem Erschöpfungssyndrom weisen manchmal eine gänzlich veränderte Darmflora auf. Nach dreiwöchiger Gabe eines speziellen probiotischen, also die Darmbesiedlung unterstützenden, Milchgetränks können sich die Stimmung und andere Symptome verbessern.

Selbstverständlich sind Darmbakterien nicht die einzige Ursache für psychische Probleme.[5] Ängste und Depressionen entstehen nicht bloß durch falsche Ernährung, vielmehr scheint die Nahrung einer von vielen Faktoren zu sein, die die psychische Gesundheit und das seelische Wohlbefinden beeinflussen. Aber diesen Faktor können wir am ehesten korrigieren.

Nahrungsaufnahme und Ernährungsmuster, also was Sie zu welchen Zeiten in welcher Menge und Zusammensetzung essen, werden grundsätzlich über zwei Mechanismen reguliert:

- Homöostatische Regulation: das Hungergefühl, das erzeugt wird, wenn der Körper Energie verbraucht und daher neue Nahrung benötigt, und das Sättigungsgefühl
- Hedonische Regulation: das Belohnungssystem, das hauptsächlich über Dopamin und Endorphine positive Gefühle, gute Stimmung, Wohlbefinden und Wärme hervorruft

5 Vgl. auch: Mayer, Emeran: Das zweite Gehirn. Wie der Darm unsere Stimmung, unsere Entscheidungen und unser Wohlbefinden beeinflusst. München: riva 2016.

Sehr wichtig ist, dass das Essen auch gut schmeckt, da der Genusseffekt das ist, was das Belohnungssystem aktiviert, positive Gefühle hervorruft und somit am unmittelbarsten auf die Psyche wirkt. Gerade das Sinnliche am Essen – Geschmack, Geruch, Umgebung, Freunde, mit denen man am Tisch sitzt – beeinflusst die Stimmung stark.

Depressionen können also über die Menge und Zusammensetzung der Nahrung beeinflusst werden. Hier stehen vor allem die sogenannte mediterrane Ernährung (überwiegend pflanzliche Nahrung, viel Kräuter und Gewürze sowie Olivenöl), ungesättigte Fettsäuren (Omega-3-Fettsäuren) und Vitamin D im Fokus der Forschung. Die wissenschaftlichen Studien zu diesen Themen sind aber zum Teil nicht ausreichend, um Wirkungen klar zu beweisen, zum Teil zeigen sie widersprüchliche Ergebnisse. Die Ergebnisse einzelner Studien über einen kurzen Zeitraum mit nur wenigen (20 bis 40) Teilnehmern lassen sich kaum verallgemeinern. Die Wirkung der Ernährung auf Körper und Geist zu erfassen, ist äußerst komplex. Häufig lassen sich erste positive Befunde in weiteren Studien nicht bestätigen. Während eine mediterrane Ernährung und die Aufnahme ungesättigter Fettsäuren jedenfalls nicht schaden können, ist bei der zusätzlichen Einnahme von Vitamin D daran zu denken, dass es bei einer Überdosierung auch zu einer Vergiftung kommen kann. Daher sollte immer der Blutspiegel unter ärztlicher Aufsicht kontrolliert werden.

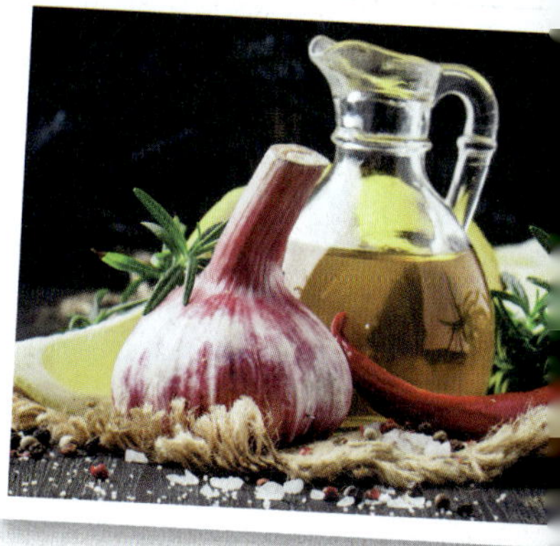

Volker Mehl

Matthias Lemke

Was soll man denn nun essen?

Dauerhaftes Fasten wirkt sich negativ auf den Gesundheitszustand aus. Kurzfristig ruft es durch die Ausschüttung von Endorphinen Glücksgefühle hervor. Der Verzicht auf feste Nahrung kann durchaus hilfreich sein, z. B. um auf eine gesündere Ernährungsweise umzusteigen.

Durch eine Low-Carb-Diät, also kohlenhydratreduzierte Kost, können auf Dauer Übergewicht und dessen gesundheitliche Nachteile vermieden werden. Ob das im Alltag tatsächlich so funktioniert, ist umstritten, schaden kann diese Ernährungsform einem gesunden Menschen aber sicher auch nicht. Mit viel Gemüse, pflanzlichen Ölen, Vollkornprodukten, Nüssen und Fisch erfüllt sie ähnliche Kriterien für eine gesunde Diät wie auch die ayurvedische Ernährung.

Salat und Rohkost sind eine größere Belastung für den Darm als gekochtes Essen. Daher können sie den Schlaf ungünstig beeinflussen.

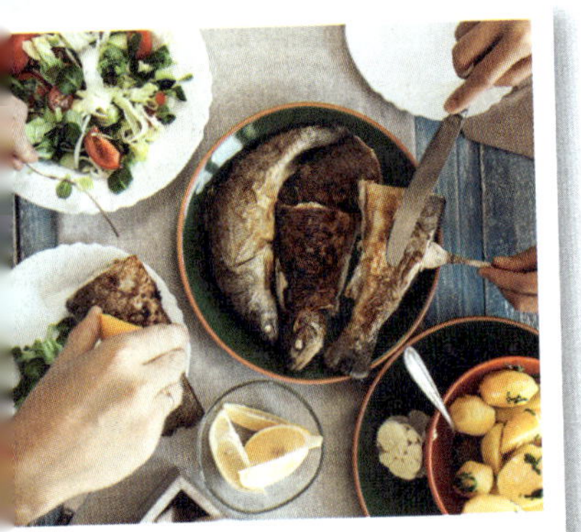

In verschiedenen Untersuchungen konnte gezeigt werden, dass fettreiche Mahlzeiten unmittelbar müde machen, weil bestimmte Botenstoffe im Gehirn nach dem Essen für Schläfrigkeit sorgen. Langfristig könnten die vielen gesättigten Fettsäuren in Nahrungsmitteln wie Burgern, Pommes und Pizza auch für einen Einbruch in der Stimmung sorgen.

Wissenschaftler an der University of California in Los Angeles beschrieben in einer Analyse von mehr als 150 Studien, dass die Nahrung auf das Gehirn ähnlich wie ein Medikament wirke.[6] Einzelne chemische Stoffe des Essens hätten positive oder negative Effekte auf Stimmung und Denken. Die Omega-3-Fettsäuren (ungesättigte Fettsäuren), die z. B. in Fischen reichlich enthalten sind, wirk-

6 Gómez-Pinilla, F.: Brain foods. The effects of nutrients on brain function. In: »Nature Reviews Neuroscience« 09/2008, S. 568–578.

ten sich vorteilhaft aus. In den letzten Jahrzehnten ist der Konsum von gesättigten Fettsäuren in der westlichen Welt drastisch gestiegen, während die Aufnahme von Omega-3-Fettsäuren zurückging. Dies könne ein Faktor sein, der zu der Häufigkeit von Depressionen beitrage. Einige Studien zeigten, dass Omega-3-Fettsäuren Depressionen und bipolare Störungen lindern können, wenn sie zusätzlich zu einer normalen Therapie verabreicht werden. Diese Fettsäuren, die der Körper nicht selbst bilden kann, haben Auswirkungen auf die Plastizität des Gehirns, d. h. auf die Entstehung neuer Verbindungen der Nervenzellen untereinander. Über diesen Effekt sollen auch neuartige Antidepressiva ihre Wirkung entfalten.

Für Anhänger des Ayurveda ist der Zusammenhang zwischen Ernährung, Darmfunktion und seelischer Gesundheit nicht überraschend. Denn die indische Heilkunde setzt seit Jahrtausenden darauf, dass Gefühle, Stimmung und Wohlbefinden durch die Ernährung beeinflusst werden können. Wissenschaftliche Untersuchungen über die ayurvedische Ernährungsweise gibt es kaum. Unter anderem vielleicht deshalb, weil sie sehr individuell ist. Viele Wissenschaftler, die sich mit Magen und Darm (Gastroenterologen) und dem Nervensystem (Neurologen) beschäftigen, sind heute davon überzeugt, dass eine enge Beziehung zwischen der Stimmung und Gemütslage einerseits und Gehirn und Bauch andererseits besteht.

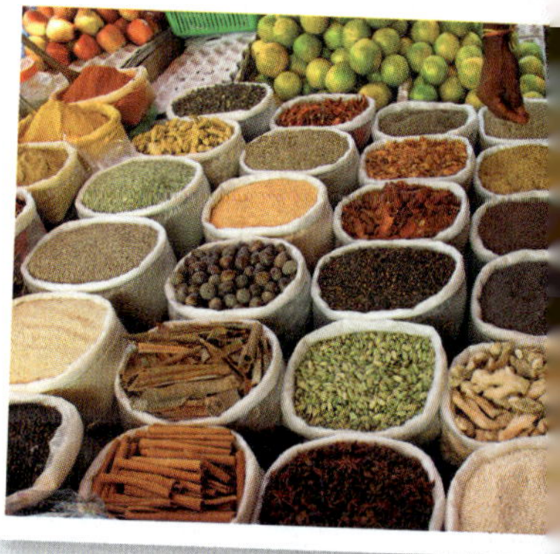

All diese Ernährungsformen betonen die Bedeutung des Frühstücks. Ein ausreichendes und ausgewogenes Frühstück reduziert das Risiko von Übergewicht. Zudem steigert es das Wohlbefinden, weil es dem Körper Energie für den Tag gibt.

Was ist Soul Food?

Alles Vitamine, oder was? Bei uns Westeuropäern gelten Lebensmittel im Prinzip nur als Transportmittel für Inhaltsstoffe. Wir legen sie unter ein Mikroskop und zerlegen sie in sämtliche Vitamine, Spurenelemente, Fettsäuren etc. Je nach Lesart und ideologischer Ausrichtung werden sie dann in Kategorien eingeordnet wie gesund – ungesund, gut – böse, glutenhaltig – glutenfrei …

Offenbar ist das aber wohl nicht der Schlüssel zum Glück. Denn wenn das pure Wissen um Vitamine hülfe, wie kommt es dann, dass 52 % der Deutschen übergewichtig sind, 25 % sogar krankhaft, und die daraus resultierenden Behandlungskosten dem Bruttoinlandsprodukt eines Kleinstaates entsprechen?

Echtes Soul Food, Essen für die Seele – ja, das gibt es wirklich. Und zwar schon seit ein paar tausend Jahren. Aber wie genau funktioniert das?

Im Ayurveda betrachtet man Nahrungsmittel unter komplett anderen Gesichtspunkten. Um das zu verstehen, machen wir jetzt einen kleinen Ausflug in die Gedankenwelt des Ayurveda in Bezug auf die Urnatur unserer Welt.

1. Das Prinzip der Schöpfung und der Entstehung
2. Das Prinzip des Seins
3. Das Prinzip des Vergehens

Das ist die Trinität von Geburt, Leben und Tod.

Im Ayurveda bezeichnet man diese drei Prinzipien mit dem Überbegriff Gunas, was übersetzt so viel heißt wie »Faden« oder »Verbindung«. Ich selbst finde das Wort »Verwobenheit« am passendsten. Denn wie bei einem Netz sind alle Prinzipien voneinander durchdrungen und existieren nicht nur parallel oder nacheinander. Mit der Geburt sind immer auch schon das Sein und das Vergehen verbunden.

Das Prinzip der Schöpfung, Göttlichkeit und Klarheit wird im Ayurveda Sattva genannt. Der Wortstamm sat bedeutet »Wissen« oder »Erkenntnis«. Ein sattvischer Mensch lebt in dem Bewusstsein der Verwobenheit voller Friedfertigkeit, Dankbarkeit und Spiritualität. Seit Hauptaugenmerk sind nicht Gewinnmaximierung und Egoismus, sondern Ausgleich, Zufriedenheit und Gerechtigkeit.

Das Spannende im Ayurveda ist jetzt, dass es auch explizite Ernährungs- und Verhaltensempfehlungen gibt, um einen sattvischen Lebensstil zu kultivieren. Sattvische Nahrung ist frei von Gewalt, frisch und aus hochwertigen Zutaten zubereitet. Es werden keine verarbeiteten und künstlich haltbar gemachten Lebensmittel verwendet. Also das, was die Oma schon immer gemacht hat! Neben Fleisch sollte man auch auf Lebensmittel verzichten, die in direkter Verbindung mit Verfall und Verwesungsprozessen stehen, z.B. Pilze und Schimmelkäse. Man sollte zudem nicht zu scharf würzen und maßvoll im Einsatz von Zwiebeln und vor allem Knoblauch sein, da beide erhitzend wirken und starke innere Unruhe verursachen können. Zwei rohe Knoblauchzehen vor der Yogastunde zu knabbern, ist also keine gute Idee …

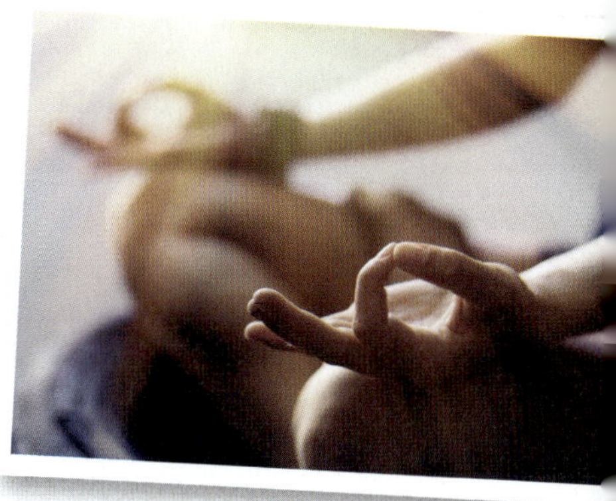

Ein sattvischer Lebenstil wird geprägt von Gebet, Meditation und sozialer Kompetenz. Um diesen Lebensstil zu fördern, empfiehlt sich eine tägliche Praxis in Form von ritualisierten Handlungen, etwa bei der Ernährung. Daneben ist eine gewisse Form von sozialem, nicht monetär geprägtem Engagement sehr hilfreich. Sattvisches Leben wird auch unterstützt durch regelmäßige Aufenthalte in der Natur, das Hören von entspannter Musik und das Lesen von spiritueller Literatur. Psychothriller zum Einschlafen sind hingegen keine wirklich gute Nahrung für die Seele und wenig sattvisch.

Das zweite energetische Prinzip, das des Seins, wird Rajas genannt. Es steht für die Leidenschaft und für das dynamische und kämpferische Element. Es fördert die Bewegung, die Atemkräfte und die ausführenden Tatorgane des Körpers wie Füße, Hände und Geschlechtsteile. Rajas wirkt antreibend, aber auch betrübend, und ihm wird zudem Unreinheit zugeschrieben.

Vor allem unser Ich-Bewusstsein wird durch das Verhältnis der drei Gunas untereinander wesentlich beeinflusst. Überwiegt Rajas, so wird es das »Glutreiche« genannt. Menschen, bei denen Rajas überwiegt, sind geprägt von Leidenschaft, Ich-Fixierung, Energie, im schlimmsten Fall Gewalt und Aggression, Bewegung und Rastlosigkeit.

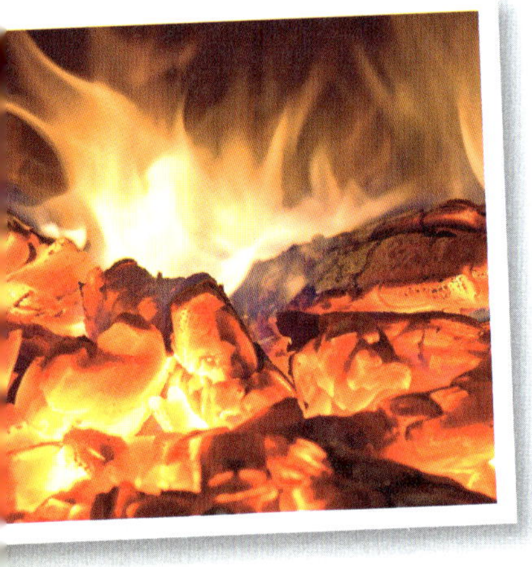

Vonseiten der Ernährung wird Rajas durch den Verzehr von getöteten Tieren, scharfen, sauren und salzigen Speisen erhöht. Auch Alkohol, Zigaretten, industriell hergestellte und haltbar gemachte Lebensmittel sowie Medikamente sind Rajas-lastig.

Ein rajasiger Lebensstil führt zu ständiger Unruhe, Gewinnfixierung, Wettbewerb, Verlustangst, Anhaftung, Geldgier, Selbstbezogenheit, Materialismus, starker innerer Hitze und einer generell hedonistischen Lebensführung.

Das dritte energetische Prinzip wird Tamas genannt. Es steht für die Dunkelheit, die Trägheit und das Chaos. Tamas ist schwer, dumpf und hemmend, sorgt für körperliche und geistige Schwere und behindert die Erkenntnis. Es verwirrt die Sinne und führt zur Unreinheit. Bestimmt Tamas die Psyche, sind schwerste Störungen die Folge.

Vonseiten der Ernährung wird Tamas durch den Verzehr von getöteten Tieren, sehr schweren und fettigen Speisen mit hohem Fett- und Zuckeranteil erhöht. Daneben pushen industriell hergestellte sowie mit Verfall zusammenhängende Speisen wie Schimmelkäse oder künstlich haltbar Gemachtes Tamas, aber auch Alkohol und Drogen.

Ein tamasiger Lebensstil führt zu Ignoranz sich selbst und dem Leben gegenüber, zu Faulheit, Verschlagenheit, Hinterlist, Gewalt, Drogenmissbrauch und Selbstaufgabe.

Noch einmal zum Verständnis: Alles in der Natur und somit auch jeder von uns trägt selbstverständlich alle drei Anteile in sich! Es gibt keine Reinform. In unserem Alltag brauchen wir auch Bewegung und Leidenschaft, nur Harmonie und Dankbarkeit bringen uns nicht immer weiter. Es ist natürlich die Empfehlung des Ayurveda, eine sattvische Lebensführung zu kultivieren und die beiden anderen Prinzipien im Bewusstsein ihrer allgegenwärtigen Präsenz maßvoll zu kontrollieren. Doch niemand ist ein Heiliger! Wir können allerdings steuern, welche Anteile wir fördern und welche wir vernachlässigen.

Integration ist das Stichwort. Sie kann gelingen, wenn man sein Leben integer gestaltet und nicht in einzelne Abschnitte einteilt. Denn häufig zerstückeln wir unser Leben in genau definierte Bereiche:

- Es gibt ein Privatleben.
- Es gibt ein Berufsleben.
- Es gibt ein Familienleben.
- Es gibt ein Leben im Hobbykeller.
- Es gibt einmal die Woche eine Stunde Zeit für Spiritualität und Entspannung.
- Manchmal gibt es eine Zeit für Genuss, wenn man sich ein gutes Essen gönnt.
- Es gibt 30 Tage im Jahr für Urlaub und Erholung.
- Ab dem 45. Lebensjahr kommen dann oft noch regelmäßige Sinnsuche- und Loslassseminare dazu.

Um mal auf die bei uns so hoch geschätzte Effizienz einzugehen: Anstatt als emotionales Puzzle herumzulaufen, ist es viel effizienter und auch wesentlich heilsamer, dem Leben als integriertes Gesamtkunstwerk zu begegnen.

Wenn ich mein Frühstück mit frischen Lebensmitteln zubereite, quasi ritualisiere, Kochen als Meditation verstehe, meinen Partner nicht als persönlichen Glücksbringer sehe und meine Arbeit zu mehr wird als ein Kontofüller, dann sind Glück und Sattva wahrhaft möglich.

Sie können das auch!
Denken Sie immer daran: Es braucht keine spezielle Begabung, Sie allein wählen die Einstellung für ein erfülltes Leben!

Kann Burger-Essen glücklich machen?

Wenn die Theorie stimmt, dass man keine Voraussetzungen erfüllen muss, um zufrieden zu sein, was unterscheidet denn dann den glücklichen vom weniger glücklichen Menschen?

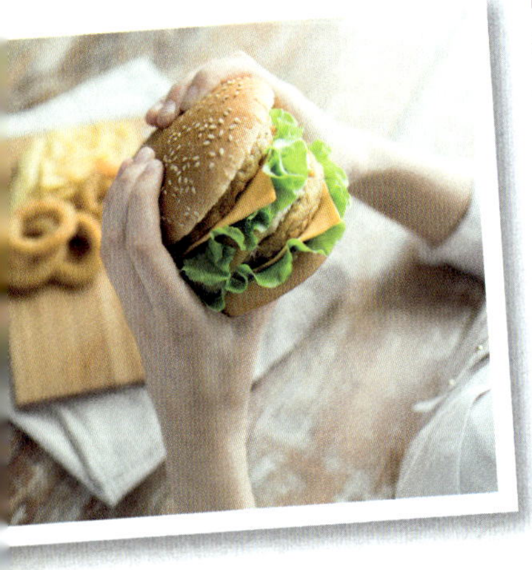

Ich bin der festen Überzeugung, dass der Unterschied in der unterschiedlichen Wahrnehmung des Lebens liegt. Der Glückliche lebt intensiver im Moment. Er hat ein wesentlich ausgeprägteres Empfinden von Dankbarkeit, Verbundenheit und Sinnerfüllung.

Die für mich schlüssigste Beschreibung der verschiedenen Wahrnehmungen liefert der aus Israel stammende Psychologe Tal Ben-Shahar[7]. Sein Modell von vier grundsätzlichen Lebenseinstellungen in Bezug auf das Glücksempfinden erklärt er an einer Person, die ei-

7 Ben-Shahar, Tal: Glücklicher. Lebensfreude, Vergnügen und Sinn finden mit dem populärsten Dozenten der Harvard University. München: Goldmann 2010.

nen Burger isst, und was sie dabei empfindet – was ich als Koch natürlich sehr eingängig finde!

Typ 1 ist der Diät-Burger-Esser.
Er bestellt einen genussbefreiten, fettfreien Low-Carb-Burger in der Hoffnung, wenn er ein paar Kilo abgenommen hat, endlich wieder einen richtig geilen Burger essen zu können. Dieser typische Karrieretyp übt sich in Verzicht und Selbstquälerei mit dem vollen Fokus auf eine bessere Zukunft.

Typ 2 ist der Nihilisten-Burger-Esser.
Er hat grundsätzlich keine Freude am Essen, weder im Moment noch zukünftig. Er isst halt, weil er muss, um den Körper irgendwie am Leben zu erhalten, ganz egal, was und in welcher Form. Am liebsten schnell und möglichst billig – eine ganz arme Socke!

Typ 3 ist der Hedonisten-Burger-Esser.
Er haut sich drei Burger mit einem Eimer Pommes rein, Hauptsache jetzt ist's lecker und reichlich, scheißegal, was morgen ist. Sein Genuss ist völlig sinnentleert – im Prinzip der Lifestyle, den der Großteil der westlichen Bevölkerung pflegt.

Typ 4 ist der Glücks-Burger-Esser.
Er verzehrt seinen Burger ohne Ablenkung, voller Genuss, maßvoll, und er weiß genau, dass er danach mit einem guten Gefühl nach Hause gehen wird.

Ob ich glücklich bin, Freude am Leben empfinde, hängt also davon ab, welche Bedeutung ich dem Moment und welche der Zukunft gebe. Typ 4 genießt das Jetzt und freut sich auf das Später, weil er in der Gegenwart dafür sorgt, dass es ihm auch weiterhin gut geht.

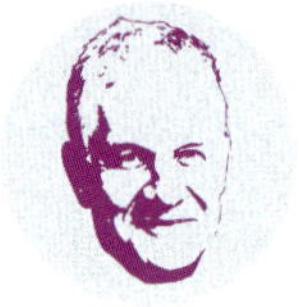

Die emotionale Komponente des Kochens

Lassen sich die ayurvedischen Prinzipien im westlichen Weltbild und Verständnis wiederfinden? Welche Vorstellungen könnten ihnen entsprechen? Wie können sie uns helfen, besser und gelingender zu leben? Wir werden darauf zurückkommen, vorab möchte ich aber einige Grundlagen der modernen Neurobiologie erläutern.

Die moderne Neurobiologie geht davon aus, dass bestimmte seelische Erlebens- und Verhaltensweisen neurochemischen Vorgängen im Gehirn entsprechen. Besondere Bedeutung kommt hierbei den Überträgerstoffen im Gehirn zu, also z. B. Serotonin, Noradrenalin und Dopamin sowie Endorphinen. Allen diesen Neurotransmittern ist gemeinsam, dass sie die Stimmungslage beeinflussen:

- Dopamin hat eine besondere Bedeutung für das Belohnungssystem und reguliert Motivation, Freude und Genuss.
- Noradrenalin hat eine besondere Bedeutung für das kognitive System und reguliert Aufmerksamkeit, Konzentration, Antrieb und Interesse.
- Serotonin hat eine besondere Bedeutung für das affektive System und reguliert Impulse, Appetit, Sexualität und Angst.

Funktionen der Neurotransmitter

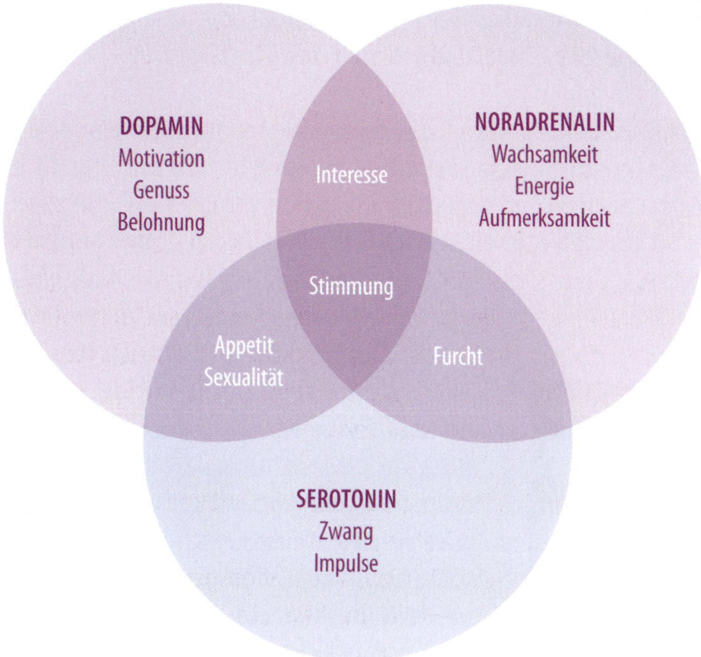

Kann ich dann nicht einfach Serotonin zu mir nehmen, und meine Stimmung verbessert sich? Botenstoffe wie Serotonin entfalten ihre Wirkung in dem winzigen Spalt zwischen zwei Nervenzellen, der nur unter dem Mikroskop sichtbar gemacht werden kann. Hier gibt es Rezeptoren, die verschiedene Dichten und Sensibilitäten haben. Vom Magen bis zu diesen Nervenzellen ist es ein weiter Weg – über die Zersetzung im Darm, die Leber, die Verdünnung im Blut und den Übertritt in das Hirnwasser. Die Vorstellung, dass man solche Überträgerstoffe also in Form von Nahrungsergänzungsmitteln zuführen könnte, um eine entsprechende Veränderung im Gehirn zu bewirken, greift sicher zu kurz. Daher ist auch der Nachweis dieser Botenstoffe im Blut wenig aussagekräftig für das seelische Befinden, denn der Spiegel unterliegt großen Schwankungen und sagt wenig über die tatsächliche Situation an den Nervenzellen aus.

Andererseits kann aber eine Speise positive Erinnerungen und Gefühle hervorrufen. Dann kommt es zu einer Ausschüttung von Botenstoffen in bestimmten Regionen des Gehirns, und Glücksgefühle entstehen. Deswegen wird solches Essen gern als »Soul Food« bezeichnet.

Wichtig ist also die endogene, die selbst angeregte körpereigene Produktion dieser Botenstoffe. Was Sie in diesem Buch lernen und trainieren sollen, ist, die Ausschüttung von Hormonen durch Ihr Erleben und Verhalten zu steigern. So können Sie selbst zum Gelingen Ihres Lebens ganz wesentlich beitragen.

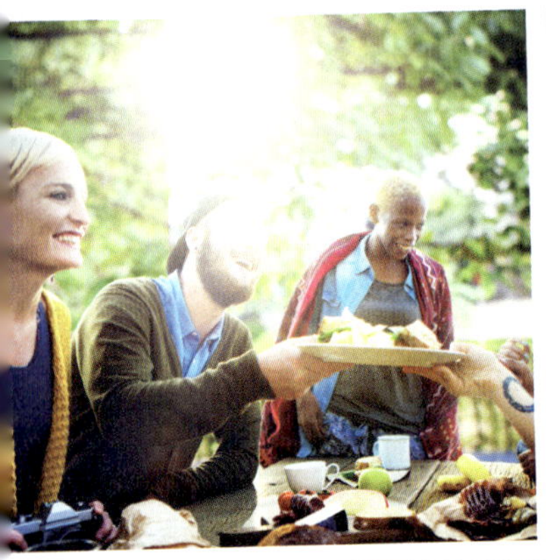

Stress, Depression und Angst haben, ebenso wie andere seelische Zustände, einen Einfluss auf das Essverhalten. Umgekehrt können bestimmte Lebensmittel die Stimmung, den Antrieb oder die Konzentration beeinflussen, z. B. durch einen süßen Geschmack und andere sensorische Reize. Essen an sich spielt eine wichtige Rolle bei der Steuerung von Emotionen. So kann z. B. durch Anspannung und Stress der Appetit entweder gesteigert oder reduziert werden. Das Gehirn, das für die Gewichtsregulation verantwortlich ist, reguliert auch Angst, Stress und Stimmung.

Essen schafft Identität

Für Tim Raue, einen ehemaligen Anführer einer Kreuzberger Straßengang und heutigen Zweisternekoch, gleicht die Küche einem Boxring.[8] Einer der besten – und lautesten – Köche Deutschlands fand im Kochen die Möglichkeit, sich von der Brutalität des Straßenlebens und seiner Kindheit zu befreien.

8 Vgl. Focus Magazin »Leben und Genießen« Nr. 10/2017.

Für Jeong Kwan, die koreanische Nonne und weltberühmte Köchin, ist Kochen spirituelle Praxis, Meditation und Gebet. Wie alle Geräusche der Natur, aus Wasser und Wald, zu einem perfekten Klang werden, verschmelzen für sie alle Zutaten zu einem Gericht, das viel mehr ist als die Summe seiner Teile. Kann man Menschen mit Essen glücklich machen? Die traditionelle Tempelküche Südkoreas ist einfach, aber aus besten Zutaten. Sie soll inneren Frieden, Gelassenheit und einen wachen, freien Geist fördern. Am wichtigsten ist für Jeong Kwan, dass der Koch glücklich ist, denn beim Kochen verteilt er seine Emotionen.

Es heißt: »Du bist, was du isst«. Essen ist also Identität. Noch besser ausgedrückt: Sie werden so, wie Ihre Vorstellung von Ihnen ist. Fragen Sie sich also, welches Bild, welche Vision Sie von sich haben. Die Entwicklung der eigenen Identität geschieht nicht von selbst, sie braucht Übung und Training.

Die Integration verschiedener Aspekte der Seele ist also wichtig für die seelische Gesundheit. Verschiedene psychische Kräfte und Bestrebungen, Triebe und Bedürfnisse, Werte und Inhalte sollten in Einklang gebracht werden, um das Zusammenleben der Menschen überhaupt zu ermöglichen und ein gelingendes Leben zu führen. Sie sehen, hier besteht eine deutliche Analogie zu den ayurvedischen Prinzipen: Integrität ist die Grundlage für Zufriedenheit und Glück sowie für eine gute Widerstandskraft in Lebenskrisen.

Das 5-Punkte-Programm

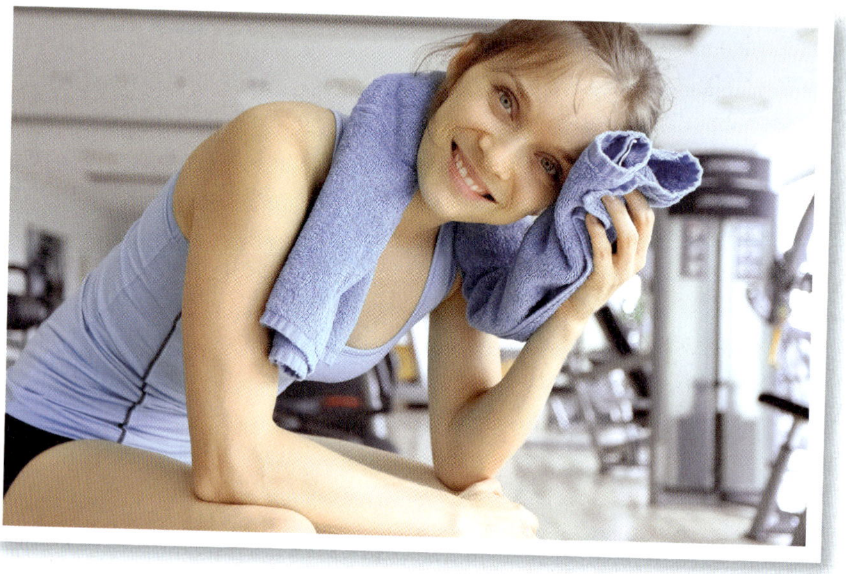

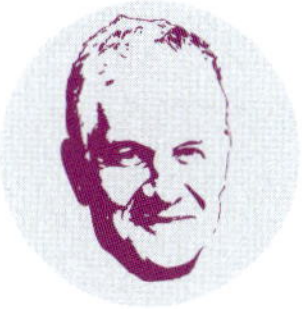

Was heißt denn hier Training?

Unser Seelenleben wird durch drei grundlegende psychische Funktionen bestimmt, die sich weiter differenzieren lassen:

Denken: Konzentration, Erinnerung, Planung …
Fühlen: Freude, Euphorie, Angst, Verzweiflung …
Handeln: Antrieb, Interesse, Motivation, Ambivalenz, Verlangsamung …

Als Therapeut und Psychiater kann ich diese Funktionen bei Menschen, die sich mir anvertrauen, im Gespräch und durch Beobachtung beurteilen, um festzustellen, welcher Bereich der Psyche gut funktioniert und wo ein Eingreifen bzw. ein Training notwendig ist. Dabei ist es immer wichtig, den ganzen Menschen zu betrachten, sprich: nicht die Depression zu behandeln, sondern den Menschen, der an einer Depression erkrankt ist. Nicht nur die Defizite bestimmen die Entwicklung eines individuellen Therapieplans, sondern auch die Ressourcen, die jeder Mensch hat.

Um eine möglichst gute seelische Widerstandskraft zu entwickeln, sollten Denken, Fühlen und Handeln gleichermaßen trainiert und gestärkt werden. Hierzu verwende ich ein 5-Punkte-Programm:

Punkt 1: Ernährung und Bewegung
Punkt 2: Aktivität und Ruhe
Punkt 3: Emotionale Bindungen und Alleinsein
Punkt 4: Kognitive Herausforderungen und Entspannung
Punkt 5: Stimmigkeit und Sinnhaftigkeit

Ein Pater der Franziskaner rät, wenn Sie etwas machen müssen, dann machen Sie es richtig und mit ganzem Herzen. Und dann tun Sie etwas ganz Gegensätzliches, damit Ihr Leben wieder ins Gleichgewicht kommt. Wenn Sie viel gelesen haben, laufen Sie über eine Wiese. Wenn Sie viel mit anderen Menschen zusammen waren, bleiben Sie eine Weile allein. Wenn Sie viel gearbeitet haben, gehen Sie tanzen und feiern. So finden Sie Gelassenheit!

In diesem Sinne verstehe ich die 5 Punkte als die großen Lebensbalancen. Indem Sie sich mit ihnen auseinandersetzen, verstehen Sie selbst besser, wie Ihre Psyche funktioniert und welche Bedürfnisse sie hat.

› Wie viel Aktivität brauchen Sie, wie viel Ruhe?
› Wie viel Zeit widmen Sie Ihrem Beruf, wie viel Ihrer Freizeit?
› Wie viel Zeit möchten Sie mit anderen Menschen verbringen, wie viel allein sein?
› Wie viel möchten Sie geben, wie viel nehmen?
› Wie viel Veränderung brauchen Sie in Ihrem Leben, wie viel Stabilität?

Im Training der Seele ist die Auseinandersetzung mit diesen Balancen ein integraler Bestandteil. Da sie sehr individuell sind, gibt es kein generelles Rezept. Jeder sollte sich auf den Weg machen und herausfinden, wo er steht, was seine Bedürfnisse wirklich sind, in welchem Bereich es etwas zu optimieren gibt. Er muss Veränderungsprozesse eingehen und dann überprüfen, ob die Maßnahmen auch gegriffen haben.

Es ist möglich, die Seele, also Ihr Denken, Fühlen und Handeln, zu trainieren. Dafür ist es notwendig, dass Sie Ihre eigenen Bedürfnisse kennen und wissen, wo Sie sich bei den großen Balancen des Lebens wiederfinden. Bevor man eine Veränderung einleitet, also ein Training beginnt, ist es sinnvoll, den Status quo zu erfassen, die aktuelle Fitness. Nicht selten gibt den Anstoß zu einem Veränderungsprozess eine Krankheit, z. B. ein Herzinfarkt, eine Depression, oder eine Lebenskrise. Ein Training wird aber nur nachhaltig sein, wenn man dabei und dafür Freude entwickeln kann. Das ist die Lebenskunst.

Am Anfang einer Veränderung steht immer eine Diskrepanz zwischen dem Jetzt, dem Ist-Zustand, und der Zukunft, dem Soll-Zustand. Diese wird entweder von einem selbst oder einer nahestehenden Person bemerkt und bewusst gemacht. Entsteht dadurch die Motivation zur Veränderung, gilt es, selbst oder mit der Hilfe anderer die Ausgangssituation zu erfassen, zu analysieren und möglichst zu dokumentieren.

Auf dieser Grundlage kann man dann Maßnahmen entwickeln, durch die der Soll-Zustand erreicht werden kann. Auf dem Weg zum Ziel sollten diese Maßnahmen immer wieder auf ihre Umsetzbarkeit und Wirksamkeit hin überprüft und gegebenenfalls angepasst oder verändert werden. Welche Maßnahme auch ergriffen wird, sie muss zwei Punkte erfüllen, um zum Erfolg zu führen:

› Sie muss in die täglichen Abläufe integriert werden.
› Sie muss Freude machen.

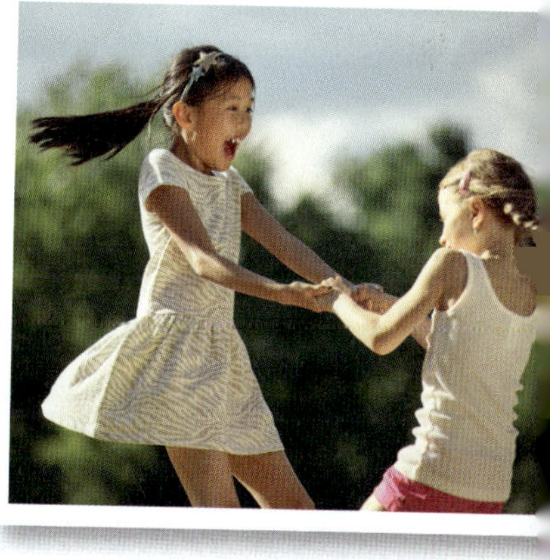

Die Einbindung in den Tagesablauf ist hauptsächlich eine Frage des Willens, der Disziplin und der Fähigkeit, die eigene Zeit zu planen und zu strukturieren. Die Freude hat mit etwas zu tun, was im Laufe des Erwachsenwerdens oft verloren geht und nicht mehr gefördert wird: der Begeisterung für das, was man erlebt, was man tut. Kinder empfinden intensiv und direkt Freude an Anstrengung, Herausforderung, Entwicklung, Bewegung, Musik und vielem mehr. Einige Therapeuten nennen diese Begeisterungsfähigkeit auch einen Aspekt des »inneren Kindes«. Oft haben Erwachsene den Zugang zu diesem Teil ihrer selbst verloren, der aber durchaus wiedergefunden werden kann!

Grundsätzlich ist es Sinn eines Trainings, einzelne Funktionen zu stärken, um bestimmte Aufgaben besser zu erfüllen, mit Schwierigkeiten besser umzugehen, wieder gesund zu werden und sich besser zu fühlen. Als Erstes geht es also darum, die Motivation zu prüfen. Wollen Sie etwas verändern, denn Training bedeutet Veränderung? Hierbei hilft uns der »Circle of Change«,[9] die verschiedenen Schritte dieses Prozesses besser zu verstehen und zu analysieren.

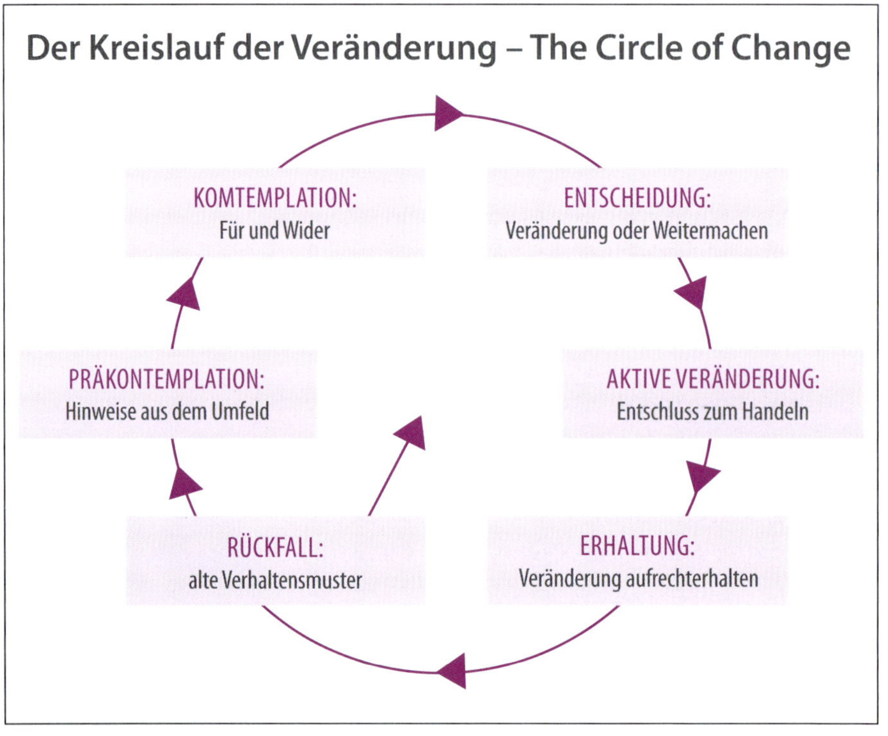

Stellen Sie einen Unterschied zwischen dem Ist-Zustand und Ihrer Vision von sich fest, entsteht die Motivation zur Veränderung. Manchmal sehen Sie vielleicht selbst noch nicht die Notwendigkeit für eine Veränderung, erhalten aber Hinweise aus Ihrem Umfeld (Präkontemplation). Dann fangen Sie an, das Für und Wider abzuwägen (Kontemplation). Sie entscheiden sich, ob Sie etwas verändern möchten oder weitermachen wie gehabt (Entscheidung). Im ersten Fall ergreifen Sie konkrete Maßnahmen (aktive Veränderung) und tun etwas dafür, den neuen Zustand auch zu erhalten (Erhaltung). Es kann passieren, dass Sie wieder in alte Verhaltensmuster zurückfallen (Rückfall). Von dort können Sie dann wieder in jede Phase des Kreises einsteigen.

9 Vgl. Miller, W. R., Rollnick, S.: Motivierende Gesprächsführung – Motivational Interviewing. Freiburg im Breisgau: Lambertus 2015.

Und wo stehen Sie?

Der folgende Baukasten soll Ihnen als Vorlage dienen, um sich in jedem Punkt selbst zu reflektieren, Ihren Ist- und Soll-Zustand festzuhalten und mögliche Maßnahmen zu entwickeln, die Sie dabei unterstützen, Ihre Vision von sich selbst zu erreichen.

Der Soul-fit-Baukasten:

1. Motivation zur Veränderung bewusst machen
   › Ist-Zustand analysieren und dokumentieren
   › Soll-Zustand definieren und dokumentieren
   › Differenz zwischen Ist- und Soll-Zustand erkennen

2. Maßnahmen planen, durchführen und überprüfen

3. Differenz zwischen Ist- und Soll-Zustand überprüfen
   › gegebenenfalls weitere Maßnahmen durchführen
   › neuen Ist-Zustand (Soll-Zustand) erhalten

Das wirkt jetzt erst einmal etwas trocken und theoretisch. Ist es aber überhaupt nicht, wenn wir das Wissen konkret anwenden und in unser Leben integrieren. Und das machen wir jetzt!

Punkt 1: Ernährung und Bewegung

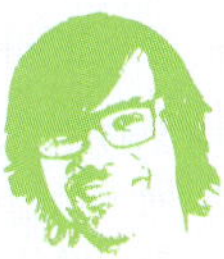

Körperlich und geistig Unverdautes

Man stellt sich im Ayurveda vor, dass jeder Mensch zwei Verdauungsfeuer besitzt: Eines sitzt im Magen und verdaut alle grobstofflichen Eindrücke, sprich Nahrung, und eines sitzt im Kopf und verarbeitet alle feinstofflichen Eindrücke. Aus diesem Grund gehören im Ayurveda der Verdauungstrakt und die Psyche zum selben System. Allmählich erkennt auch die Forschung diesen elementaren Zusammenhang, doch der Darm hat bei uns erst seit ein paar Jahren den reinen Abflussrohr-Status hinter sich lassen können.

Unverdautes im Darm und Unverdautes im Kopf bedingen sich gegenseitig. Aus meiner langjährigen Erfahrung würde ich sagen, dass mindestens die Hälfte der Menschen, die mich wegen Verdauungsproblemen aufsuchen, auch Hilfe in psychischen Dingen brauchen können. Für mein körperliches wie seelisches Wohlbefinden ist es egal, ob mir ein XXL-Schnitzel mit Pommes die Verdauung lahmlegt oder ein Gespräch, das ich eigentlich führen müsste, aber vor mir herschiebe. Reden und Kauen sind dieselbe Mundbewegung, und wenn man die einstellt, wird es ungesund!

Alles, was nicht verdaut und verarbeitet wird, bleibt im Körper und in der Seele zurück und wird zu Ama. Das bedeutet so viel wie »ungekocht« oder »unverdaut« und entspricht im Ayurveda in etwa dem, was man bei uns als Schlacken bezeichnet. Stellen Sie sich eine Biotonne vor, die über Jahre hinweg nicht vernünftig ausgeleert und gesäubert wird. Am Boden bildet sich ein fieser, klebriger, stinkender Bodensatz – genau das ist Ama. Zum Glück hat inzwischen auch die Medizin die immense Bedeutung des Darms erkannt und betrachtet ihn neben dem Sympathikus und dem Parasympathikus als dritten Bestandteil des vegetativen Nervensystems. Der Magen-Darm-Trakt ist von einem Netz aus Nervenzellen durchzogen und weist fünfmal so viele Neuronen auf wie das Rückenmark. Er arbeitet völlig autonom, ist aber natürlich den Einflüssen unserer Nahrung, unserer Lebensweise und unseres Denkens ausgesetzt. Vor diesem Hintergrund ist es klar, dass sich unser Lebensstil auch auf unsere Verdauung auswirkt – und umgekehrt.

Da ich ein großer Fan der benediktinischen Lebensweise bin, werde ich meinerseits immer wieder auch Ausflüge dorthin machen und aus der Regel von Benedikt[10] zitieren, da sie für mich die perfekte Ergänzung zum Ayurveda darstellt. Alles, was man für ein gelingendes und gutes Leben braucht, ist eben schon lange bekannt. Man muss es nicht neu erfinden oder spektakuläre Titel draufkleben, man muss es nur leben!

Zur Ernährung gibt es mittlerweile mindestens so viele Ratgeber wie Missverständnisse darüber. Aber schon in der Regel des heiligen Benedikt finden sich seit Langem erprobte heilsame Empfehlungen. Gerade das rechte Maß der Speisen spielt für ihn eine zentrale Rolle. Er schreibt in Kapitel 39: »Nach unserer Meinung dürften für die tägliche Hauptmahlzeit […] zwei gekochte Speisen genügen. […] Doch muss vor allem Unmäßigkeit vermieden werden, und nie darf sich bei einem Mönch Übersättigung einschleichen.«

Wie oft soll man essen? Auch dazu gibt Benedikt klare Anweisungen in Kapitel 41: »Von Ostern bis Pfingsten halten die Brüder die Hauptmahlzeit zur sechsten Stunde [nach dem Aufstehen, also ca. 12 Uhr] und nehmen am Abend eine Stärkung zu sich. Von Pfingsten an während des ganzen Sommers sollen die Mönche am Mittwoch und am Freitag bis zur neunten Stunde fasten, wenn sie keine Feldarbeit haben und die Sommerhitze

10 Salzburger Äbtekonferenz (Hrsg.): Die Regel des heiligen Benedikt. Beuron: Beuroner Kunstverlag 2006.

nicht zu sehr drückt. An den übrigen Tagen nehmen sie die Hauptmahlzeit zur sechsten Stunde ein. Vom 13. September bis zum Beginn der Fastenzeit essen sie nur zur neunten Stunde. Vom Beginn der Fastenzeit bis Ostern halten sie die Mahlzeit erst am Abend.«

Dass hier das Frühstück nicht auftaucht, liegt daran, dass in der damaligen Zeit wirklich erst zur Mittagszeit die erste Mahlzeit eingenommen wurde. Ich empfehle Ihnen, zu frühstücken, wenn Sie morgens Hunger haben, aber nicht, weil es eben Zeit dafür ist. Viel wichtiger ist, dass Sie jeden Morgen ein Glas warmes Wasser trinken, um die Verdauung in Schwung zu bringen. Legt man Benedikts Empfehlungen nun neben moderne Forschungsergebnisse, stellt man fest, wie heilsam sie sind. Denn mittlerweile weiß man, dass ein Schlüssel zur Gesundheit in weniger Mahlzeiten und insgesamt weniger Nahrung liegt. Vor allem in der Diabetikertherapie, aber auch in der allgemeinen Gesundheitsprophylaxe ist man von den noch vor einigen Jahren propagierten vielen Zwischenmahlzeiten wieder komplett weg. Eine ständige Nahrungsaufnahme ist einfach anstrengend für den Körper.

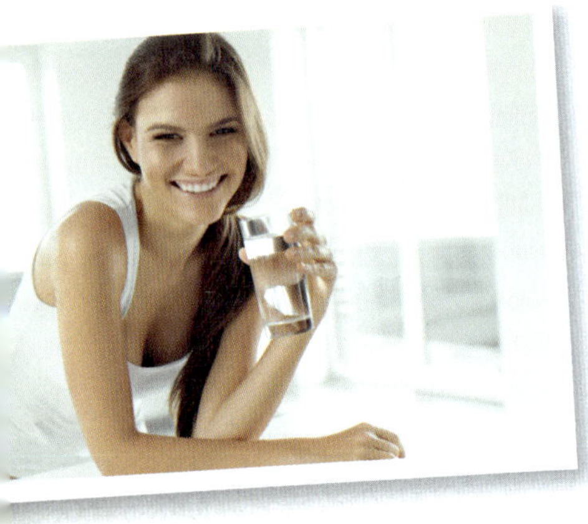

Als angemessene Bewegung ist drei bis vier Mal die Woche eine halbe Stunde leichter Sport zu empfehlen. Der Puls sollte dabei aber je nach Alter höchstens bis auf 120 bis 140 Schläge die Minute ansteigen. Auf gar keinen Fall sollten Sie es übertreiben, sonst wird es eher ungesund!

Hinduisten glauben übrigens, dass die Zahl der Atemzüge ab dem Moment der Geburt begrenzt ist, weshalb man sie nicht verschwenden sollte. Wenn Sie einmal aufmerksam die Olympischen Spiele verfolgen, wird Ihnen auffallen, dass ganz wenige Inder bei anstrengenden Ausdauersportarten teilnehmen. Für einen gläubigen Hindu ist der Berlin-Marathon eine Veranstaltung, bei der 50.000 Menschen aktiv ihre Lebensspanne verkürzen!

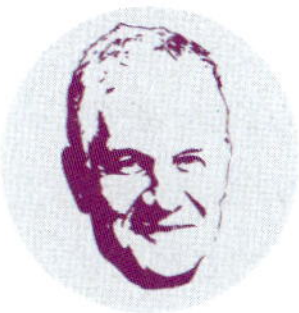

Motion and Emotion

Wie eng Essen mit Emotionalität verbunden ist, haben wir schon ausführlich beschrieben. Kochen bedeutet sowohl Gemeinsamkeit als auch Selbstfürsorge.

»Ich koche doch nicht für mich allein«, hört man häufig auch von Menschen, die gern kochen, denen es viel Freude und Genuss bereitet, für Freunde oder Familie zu kochen. Also, warum nicht für sich allein? Sind Sie sich selbst so viel weniger wert?

- Nehmen Sie sich Zeit für sich selbst.
- Suchen Sie sich ein neues Rezept heraus für etwas, was Sie wirklich gern mögen oder was Sie noch nicht kennen.
- Kaufen Sie gute Zutaten ein, vielleicht auf dem Wochenmarkt.
- Kochen Sie in Ruhe, decken Sie für sich den Tisch, und schenken Sie sich, wenn Sie mögen, ein Glas Wein ein. Zünden Sie eine Kerze an, und genießen Sie Ihr Essen.

Was passiert, wenn wir den Soul-fit-Baukasten (S. 55) für diesen Schritt unseres 5-Punkte-Programms anwenden? Wie funktioniert das für die Ernährung?

IST-ZUSTAND:
Wenn Sie glauben, dass es gut für Sie ist, Ihre Ernährungsgewohnheiten und -muster zu verändern, führen Sie für eine gewisse Zeit, z. B. 14 Tage, ein Esstagebuch. So erfassen Sie Ihren Status quo: Was essen Sie, wann essen Sie, wie viel essen Sie? Schauen Sie sich nach den 14 Tagen Ihre Aufzeichnungen genau an, und analysieren Sie sie, um zu entscheiden, was Sie verändern bzw. optimieren möchten.

Wichtig ist auch, das Ziel dieses Trainings festzulegen. Die reine Gewichtsreduktion ist vielleicht medizinisch sinnvoll, aber oft kein sehr nachhaltiger Motivationsfaktor. Wir haben in diesem Buch ausführlich den Zusammenhang zwischen Ernährung und Seelenleben dargestellt. Ein Ziel der Veränderung von Essgewohnheiten könnte also auch sein, Ihre Befindlichkeit positiv zu beeinflussen. Was möchten Sie verändern? Ihre Blutwerte, Ihr Körpergewicht, Ihre Energie, Ihren Schlaf, Ihr allgemeines Wohlbefinden?

MASSNAHMEN:

Jetzt überlegen Sie sich, welche Essgewohnheiten und -muster Sie verändern möchten:

- Wie viel Kalorien nehmen Sie am Tag zu sich? Sollten Sie die Menge reduzieren? Wie viele Snacks essen Sie zwischendurch? Wie viel Alkohol trinken Sie? Sollten Sie die Zusammensetzung Ihres Speiseplans ändern?
- Wann sind Ihre Essenszeiten? Was essen Sie zu welcher Zeit? Wie regelmäßig nehmen Sie Ihre Mahlzeiten ein? Nehmen Sie sich Zeit dafür, oder essen Sie nebenbei? Möchten Sie etwas daran ändern? Wie kochen Sie? Wollen Sie Neues ausprobieren?
- Essen sollte Energie liefern. Wie fühlen Sie sich nach dem Mittagessen in der Kantine: Voller Energie, oder stürzen Sie schlapp, müde und energielos ins Nachmittagstief? Überlegen Sie, ob Sie weiterhin Ihr Mittagessen in der Kantine einnehmen, Alternativen in der Umgebung suchen oder sich etwas Gesundes von zu Hause mitnehmen möchten. Oder Sie empfehlen der Geschäftsführung und dem Koch die Lektüre dieses Buches …
- Lesen Sie die von Volker dargestellten Grundlagen zur ayurvedischen Küche, suchen Sie sich einige Rezepte heraus, und probieren Sie sie aus! Essen ist individuell – was für den einen passt, passt für den anderen vielleicht gar nicht. Ausprobieren schadet aber nie!
- Es geht hier nicht um eine Diät zur kurzfristigen Gewichtsreduktion, sondern um Maßnahmen, die das eigene Essverhalten verändern und verbessern. Fördern Sie Ihre Freude am Kochen und am Essen. Nahrung hat viel mit Genuss und Emotionalität zu tun.

SOLL-ZUSTAND:

Fühlen Sie sich gut mit der Nahrung, die Sie täglich zu sich nehmen? Wie sind Ihre Blutwerte nun? Hat sich Ihr Körpergewicht verändert? Bringt Ihnen das Essen mehr Energie, oder macht es Sie müde? Wie schlafen Sie nachts? Haben sich Ihre Konzentrationsfähigkeit, Ihre Grundstimmung,

Ihre Motivation, Ihr Interesse am Leben, Ihr Antrieb verändert? Empfinden Sie mehr Lebensfreude?

Alle Stoffe, die über die Nahrung aufgenommen werden, müssen vom Körper metabolisiert (verstoffwechselt) werden. Die aufgenommenen Kalorien sollten daher in einem ausbalancierten Verhältnis zu den verbrauchten Kalorien stehen. Dabei kommt der Bewegung eine große Bedeutung zu. Bewegung ist zudem für die optimale Funktion des gesamten Bewegungsapparates notwendig, also für Muskeln, Knochen und Sehnen. Insbesondere beim Älterwerden ist die Förderung und Stärkung von Koordination und Muskelkraft von großer Bedeutung. Bei regelmäßigem Training kommen die kardiovaskulären Effekte dazu, also eine Stärkung des Herzmuskels und der Blutgefäße sowie eine Regulation von Pulsfrequenz und Blutdruck, was zu größerer Ausdauer führt.

Bestimmte Formen der Bewegung haben zudem Auswirkungen auf die Plastizität des Gehirns. Es konnte gezeigt werden, dass regelmäßige Bewegungswiederholungen über eine bestimmte Zeit hinweg – sprich ein gestuftes, kontrolliertes, kontinuierliches Ausdauertraining – das Wachstum der Nervenzellen im Gehirn und deren Verbindungen untereinander fördern. Diese Plastizität trägt dazu bei, dass das Gehirn leistungsfähiger wird und z. B. Gefühlsreize besser verarbeiten kann, was zu einer stärkeren Stabilität und besserem Wohlbefinden beiträgt. Dadurch wirkt solch ein Training auch antidepressiv – sowohl therapeutisch als auch prophylaktisch! Es kann also Ihre seelische Widerstandskraft gegenüber Lebenskrisen und den Anforderungen des modernen Alltags, Ihre Resilienz, stärken. Intervall- und Krafttraining schnitten in Vergleichsstudien deutlich schlechter ab.

Sicher haben Sie auch schon erlebt, dass Ihr Befinden viele motorische Funktionen wie Haltung, Mimik und Gestik, Bewegungen und mehr beeinflusst. Umgekehrt lässt sich das Befinden aber auch durch Ihre Körperhaltung und Ihre Bewegung positiv beeinflussen. In einem genialen Peanuts-Comic von Charles M. Schulz steht Charlie Brown mit gesenktem Kopf und hängenden Schultern da und erklärt Peppermint Patty, dass er immer diese Haltung einnehme, wenn er deprimiert sei. Dann hebt er den Kopf und stellt sich aufrecht hin mit dem Hinweis, das Verkehrteste, was man tun könne, sei, so dazustehen, weil man sich dann sofort besser fühle.

Bewegung hängt eng mit dem Gefühlsleben und dem seelischen Wohlbefinden zusammen. Bestimmt kennen Sie das euphorische Gefühl, wenn Sie einmal Ihren »inneren Schweinehund« überwunden haben und aus der Komfortzone gekommen sind. Dieses kommt unter anderem von der Endorphin-Ausschüttung im Belohnungssystem. Aber auch die Bewegung an sich kann Freude hervorrufen, sich gut anfühlen. Haben Sie ein gesetztes Ziel durch Anstrengung erreicht, fördert dies Ihren Selbstwert und Ihr Selbstbewusstsein. Sie fühlen sich leistungsfähig und stark. Neben der positiven Wirkung auf Herz und Kreislauf, auf Körpergewicht und Stoffwechsel haben körperliche Aktivität und Bewegung positive Effekte auf das Gehirn, das Wohlbefinden und das Immunsystem.

IST-ZUSTAND:

Machen Sie einen Fitness-Check im Sportstudio oder -verein, einen Check-up beim Arzt. Messen Sie regelmäßig Ihren Puls, beobachten Sie Ihre Atmung. Haben Sie die Freude daran verloren, sich körperlich anzustrengen, sich körperlichen Herausforderungen zu stellen, sich zu bewegen? Weshalb? Entscheiden Sie, ob eine gewisse körperliche Aktivität und Bewegung für Sie förderlich sein könnte.

MASSNAHMEN:

Erst einmal sollte jeder Mensch dort abgeholt werden, wo er steht. Überfordern Sie sich nicht! Wenn Sie z. B. bislang überhaupt kein Bewegungstraining ausgeübt haben, sollten Sie vielleicht damit beginnen, zweimal in der Woche einen Spaziergang von etwa 30 Minuten zu unternehmen. Machen Sie diese Spaziergänge aber nicht von der aktuellen Wetterlage abhängig. Natürlich ist Freude am Training ein wichtiger Aspekt. Das bedeutet aber nicht, dass Sie es dem Lustprinzip unterwerfen und von Tag zu Tag neu entscheiden sollten, ob Sie Ihr Training auch durchführen.

Planen Sie regelmäßige Zeiten in der Woche dafür ein! Es ist einfacher, Ihre Spaziergänge im Wochenplan festzulegen, als sich jeden Tag zu entscheiden, ob Sie spazieren gehen wollen. Die meisten Menschen treffen auch nicht jeden Morgen erneut die Entscheidung, ob sie ihrer Arbeit nachgehen oder den Sicherheitsgurt im Auto benutzen sollen.

Sie haben die strategische Entscheidung getroffen, Ihr Bewegungstraining zu optimieren. Aber plötzlich ist das Wetter zu schlecht zum Laufen, herrscht hier im Norden sowieso zu viel Wind zum Fahrradfahren, ist es hier im Süden dafür zu bergig, schwimmen Sie viel lieber im Meer als in Chlorwasser, und diese Muckibuden sind Ihnen unangenehm … Wie sagt der Volksmund: »Wer will, findet Wege. Wer nicht will, findet Gründe.«

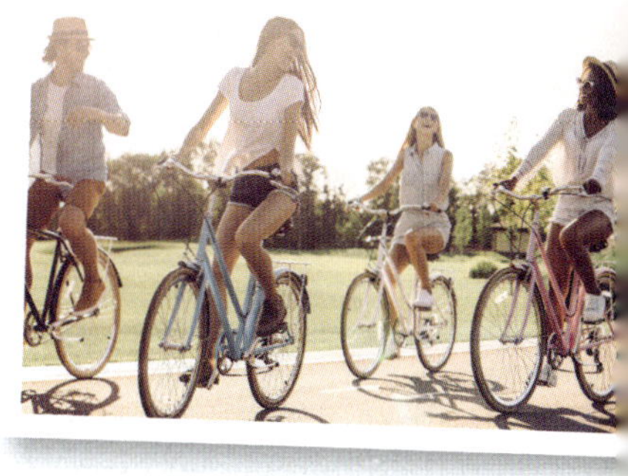

Nun ist es wichtig, die Art der Bewegung zu wählen, die Ihnen individuell am meisten liegt, z.B. Schwimmen, Radfahren, Laufen (Walken, Joggen), Rudern, Üben auf dem Crosstrainer … Dabei sollte die Pulsfrequenz je nach Alter 120 bis 140 Schläge in der Minute nicht deutlich überschreiten, eine Dauer von 30 Minuten drei Mal in der Woche ist sinnvoll. Ganz wichtig ist, dass das Training »aerob« durchgeführt wird, also so, dass Sie nicht mehr Sauerstoff verbrauchen, als Sie dem Körper durchs Atmen zuführen. In der Praxis heißt das, dass Sie sich während der Bewegung immer noch gut mit einem Trainingspartner unterhalten können. Für das Belohnungssystem ist es wichtig, dass Sie sich am Trainingsende gut und nicht erschöpft und ausgepowert fühlen. Wenn Sie anfangen, sich sportlich zu betätigen, kann es hilfreich sein, mit einer Gruppe Gleichgesinnter oder einem Trainer zu üben, bis Sie eine gewisse Routine entwickelt haben. Dann werden Sie das Training und die Bewegung auch genießen – haben Sie ein wenig Geduld mit sich!

SOLL-ZUSTAND:

Fühlen Sie sich gut mit Ihrer täglichen Bewegung? Wie sind Ihre Blutwerte nun? Hat sich Ihr Körpergewicht verändert? Bringt Ihnen die Bewegung mehr Energie, oder macht sie Sie müde? Wie schlafen Sie nachts? Haben sich Ihre Konzentrationsfähigkeit, Ihre Grundstimmung, Ihre Motivation, Ihr Interesse am Leben, Ihr Antrieb verändert? Haben Sie Freude an Bewegung und Anstrengung? Empfinden Sie mehr Lebensfreude?

Punkt 2: Aktivität und Ruhe

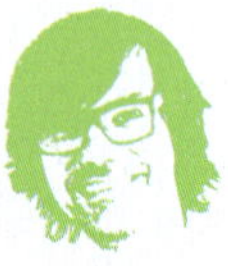

Mit Vollgas durchs Leben

Das Thema Aktivität und Ruhe betrifft die beiden Systeme Sympathikus und Parasympathikus. Darüber haben wir schon viel erfahren. Aus meiner Erfahrung kann ich jedoch sagen, dass viele mit so viel Gas unterwegs sind, dass sie irgendwann sprichwörtlich ausgebrannt sind. Ruhe gönnt sich kaum noch jemand, höchstens im Urlaub – aber der wird gern mal zum »Aktivurlaub« umfunktioniert, sodass man sich diese Tage ebenso mit Terminen und Aktivitäten vollballert.

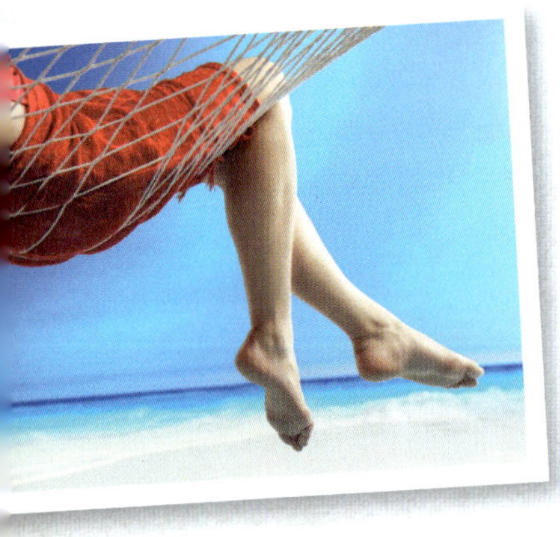

Natürlich hat auch dazu Benedikt etwas zu sagen, denn der Wechsel zwischen Arbeit und Ruhe ist für ihn ein elementarer Bestandteil des Tages. Er schreibt in Kapitel 48 seiner Regel: »Von der vierten Stunde [10 Uhr] aber bis zur Sext [ca. 11 Uhr] sollen sie frei sein zur Lesung. Nach der Sext und der Mahlzeit sollen sie unter völligem Schweigen auf ihren Betten ruhen.«

Feste Zeiten helfen, Struktur in den Tagesablauf zu bringen. Und das kann heilsam sein.

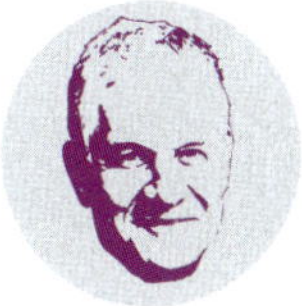

Integration von Arbeit und Freizeit

Das Verhältnis zwischen Beruf und Freizeit ist eine weitere der großen Lebensbalancen. Der Modebegriff »Work-Life-Balance« erscheint mir dafür schon im Ansatz unsinnig, da er suggeriert, dass Arbeit und Beruf nicht zum Leben gehören. Deswegen spreche ich von Lebensbalancen, denn das Ziel ist, die unterschiedlichen Aspekte des Lebens zu integrieren und in ein passendes Verhältnis zu bringen, das jedoch sehr individuell sein kann.

IST-ZUSTAND:

Dokumentieren Sie in einem Kalender die Phasen von Aktivität und Ruhe während einer Woche, eines Monats, eines Jahres, und gleichen Sie diese mit Ihrem Ziel ab. Neben beruflichen zählen auch private Aktivitäten dazu, z. B. Theater- und Kinobesuche, Clubabende, Sport, Treffen mit Freunden. Zu Phasen der Ruhe zählen Zeiten, in denen keine willkürliche Handlung durchgeführt wird, z. B. Meditation, bewusste Ruhephasen, Momente der Achtsamkeit, eventuell auch das Fernsehen.

MASSNAHMEN:

Erhöhen oder reduzieren Sie bewusst die Anzahl aktiver Phasen.

SOLL-ZUSTAND:

Geben Ihre Aktivitäten Ihnen Energie, bereiten sie Ihnen Freude?
Oder erschöpfen und langweilen sie Sie?

Punkt 3: Emotionale Bindungen und Alleinsein

Leben in der Gemeinschaft

Wie kann ein gutes, heilsames Zusammenleben gelingen? Mit dieser Frage beschäftigen sich aktuell wohl so viele Menschen wie noch nie, schaut man sich den Ratgebermarkt an! Es gibt keine Zauberformel, aber es gibt sehr wohl Empfehlungen und Leitlinien, die Orientierung und Hilfe bieten. Auch hier lohnt ein Ausflug in die Regel von Benedikt. Er beschreibt sieben Aspekte der geistlichen Kunst, die, wie ich finde, auch heute noch für den Umgang mit Menschen gelten:

1. Hören: Hinhören ist die Voraussetzung für jede Begegnung zwischen Menschen. Wenn ich hinhöre, wende ich mich meinem Gegenüber zu und auch mir selbst. Nur dann kann ich auch verstehen.

2. Gehorsam: In einer Zeit, in der jeder immer und überall machen kann, was er will, ist der Begriff Gehorsam negativ belegt. Das klingt nach Unterdrückung und Willkür. Aber Gehorsam hat ebenfalls etwas mit Hören zu tun. Die Bereitschaft, auch dann hinzuhören, wenn es mir gar nicht in den Kram passt – bei anderen und bei mir – kann heilsam sein.

3. Schweigen und Alleinsein: Schweigen ist ein elementarer Bestandteil des Hinhörens, denn in dem Moment, in dem ich mich ganz einem Menschen zuwende, schweige ich, damit ich zuhören kann. Aber auch in Momenten, in denen ich ganz für mich allein bin, ist es extrem wichtig, einmal Stille zuzulassen und nicht das Radio einzuschalten oder sich vom Mobiltelefon ablenken zu lassen. Denn erst dann kann ich meine innere Stimme hören. Für viele Menschen ist Schweigen wahnsinnig unangenehm und bereitet ihnen sogar körperliches Unwohlsein. Doch im Schweigen kann viel Raum für Neues und für Wachstum entstehen, sowohl in der Begegnung mit meinem Gegenüber als auch in der Begegnung mit mir.

4. Demut: Noch so ein unangenehmes Wort. In einer Zeit der totalen Selbstverwirklichung, in der das Ego über allem steht, wirkt Demut ziemlich uncool. Auch das ist ein Missverständnis. Demut erwächst aus dem Mut, hinzuhören und zu schweigen. Wer in der Lage ist, in Demut einen Schritt von sich selbst zurückzutreten, und den Mut fasst, zu vertrauen, wird feststellen, wie befreiend und bereichernd ein Sonnenuntergang oder eine intensive Begegung mit einem anderen Menschen sein kann, weil er sich selbst als Teil von etwas Großartigem erlebt.

5. Das rechte Maß: Benedikt nennt die Unterscheidungsgabe (Discretio) die Mutter aller Tugenden. Sie meidet das Zuwenig ebenso wie das Zuviel und sucht in allem das rechte Maß. Vor allem im Bereich der Ernährung und der Lebensführung gilt das heute sicher mehr denn je. Und auch bei Partnerschaften, denn zu viel Nähe kann erdrückend sein und zu viel Abstand zu Vereinsamung führen.

6. Freude: Benedikt ist es sehr wichtig, dass die Mönche in Freude zusammenleben. Deshalb legt er großen Wert auf gegenseitiges Trösten, Ermutigen, Helfen und Stärken, und zwar nicht aus einer Anstrengung heraus, sondern aus echter Liebe und Wertschätzung.

7. Liebe: Im gesamten geistlichen, spirituellen Leben ist Liebe der Ausgangs- und Endpunkt allen Handelns. Sie kennzeichnet alle Aspekte des Zusammenlebens innerhalb der Gemeinschaft.

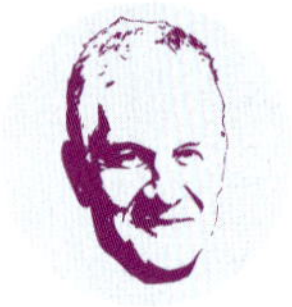

Lebenswegweiser

»Bindung ist das gefühlsgetragene Band, das eine Person zu einer anderen spezifischen Person anknüpft und das sie über Raum und Zeit miteinander verbindet.«

(John Bowlby, Psychoanalytiker und Pionier der Bindungsforschung)

Jeder Mensch kommt mit der angeborenen Bereitschaft auf die Welt, Beziehungen zu ihn schützenden und versorgenden Bezugspersonen aufzubauen. Unsere emotionalen Bindungen sind wichtige Koordinaten für uns, Wegweiser im Leben, die uns immer wieder aufzeigen, wo wir herkommen, wo wir stehen und wo wir hingehen. Deswegen stellen soziale Kontakte und emotionale Bindungen einen bedeutenden Faktor für die Resilienz dar.

Setzen Sie sich mit folgenden Punkten auseinander:

› Erkennen Sie die unterschiedlichen Arten Ihrer sozialen Kontakte.
› Gestalten und managen Sie bewusst Ihre sozialen Kontakte.
› Fragen Sie sich, wozu Sie Ihre sozialen Kontakte brauchen.

Emotionale Beziehungen haben auch etwas mit Genuss zu tun. Die Anwesenheit eines anderen Menschen kann Ihnen Freude bereiten, dessen Stimme, Berührungen, Sexualität, der Austausch miteinander, das Interesse aneinander, die Freude aufeinander!

Soziale Beziehungen sind vielfältig, es gibt den Lebenspartner, die beste Freundin, die Clique, Arbeitskollegen, Sportbuddys, Geschäftsbeziehungen, Bekannte, Onlinekontakte und viele mehr. Manche sind intensiv, andere entspannend. Wichtig ist, sich immer wieder klarzumachen, wie viel Zeit, wie viel Energie, wie viel Ihrer Ressourcen Sie für die einzelnen Beziehungsbereiche aufwenden und investieren möchten. Es ist Ihre Entscheidung, die von Ihren Gefühlen, Wünschen, Sehnsüchten und Überlegungen geprägt ist.

Lernen Sie, sich nicht unter Druck setzen zu lassen. Regulieren Sie Ihre digitale Kommunikation, treffen Sie bewusst die Entscheidung, wo Sie dabei sein wollen, wie viel Zeit Sie mit wem verbringen möchten. Überlegen Sie, welche Bedeutung Online- und welche reale Kontakte für Sie haben. Gibt Ihnen der digitale Austausch dieselbe Befriedigung? Wie viel Zeit verwenden Sie für welche Portale, Xing, Facebook, Twitter, Instagram oder auch friendscout24, Parship, Tinder … Wichtig ist, dass Sie diese Entscheidungen bewusst treffen, sich daran halten und dies trainieren.

Ich kenne einige Menschen, die sich, nachdem Sie sich diese Fragen aufrichtig gestellt hatten, bei Facebook wieder abgemeldet haben. Andere erstellten ganz bewusst ein Profil.

IST-ZUSTAND

Verschaffen Sie sich eine Übersicht darüber, wie viel Zeit pro Tag, pro Woche, pro Monat Sie mit anderen verbringen, wie viel Zeit mit sich allein. Überlegen Sie sich, was Ihrem Bedürfnis in dieser Hinsicht entspricht.

Schauen Sie sich immer sonntags Ihren Wochenkalender an:

› Haben Sie ausreichend Zeit mit anderen geplant?
  Oder zu viel Zeit mit anderen?
› Verbleibt genug Zeit für Sie? Wie viel Zeit in der Woche benötigen Sie mit sich allein? Fällt es Ihnen schwer, Zeit allein mit sich selbst zu verbringen?
› Mit welchen Menschen umgeben Sie sich?
› Möchten Sie neue Menschen kennenlernen?
  Wenn ja, welche Gelegenheiten schaffen Sie sich dafür?

MASSNAHMEN:

Wie können Sie die Zeit, die Sie mit anderen verbringen, z. B. Aktivitäten, Sport, Hobbys, reduzieren oder erhöhen?

SOLL-ZUSTAND:

Gibt Ihnen das Zusammensein mit anderen Menschen Energie? Macht es Ihnen Freude? Oder wollen Sie eigentlich mehr Zeit für sich haben?

Punkt 4: Kognitive Herausforderungen und Entspannung

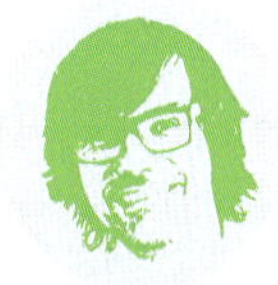

Der Glücksatem

Zum Thema Herausforderung kann ich eigentlich nur sagen: Die Magie passiert immer außerhalb der Komfortzone! Natürlich fühlen Sie sich in Gewohnheiten sicher und wissen genau, wie alles abläuft und wie Sie sich zu verhalten haben. Aber wirklich spannend wird es, wenn Sie bereit sind, mal einen Schritt nach draußen zu gehen und zu gucken, was das Leben noch so alles zu bieten hat.

Entspannung, davon bin ich überzeugt, beginnt mit der richtigen Atmung. Ein erwachsener Mensch atmet ungefähr zwölf Mal pro Minute. Doch die Art und Weise, wie er ein- und ausatmet, beeinflusst seine Gesundheit entscheidend. Viele Beschwerden können gelindert werden, wenn das Bewusstsein auf die Atmung gerichtet wird.

Wenn Angst und Stress Ihnen förmlich »die Luft abschnüren« oder Ihnen vor Schreck »der Atem stockt«, erkennen Sie, wie groß der Einfluss äußerer Umstände auf die Atmung ist. Diese Erkenntnis dringt spätestens dann in unser Bewusstsein, wenn das natürliche Luftholen Probleme bereitet und uns die Atmung nicht mehr die Kraft gibt, die wir immer für selbstverständlich hielten.

Es mag banal klingen, aber ich meine, dass eine richtige, intensive Atmung eine der wichtigsten Voraussetzungen für ein gesundes und gelingendes Leben ist. Der Atem ist neben der Ernährung das, was uns am Leben erhält, und er ist die wichtigste Vitalquelle überhaupt. Wir kommen ohne Probleme einen Tag ohne Essen und Trinken aus, aber drei Minuten ohne Luft sind lebensbedrohlich. 70 % der Entgiftung unseres Körpers läuft über die Lunge, die Zellerneuerung ist von der Atmung abhängig, unser gesamter Organismus benötigt Sauerstoff zum Funktionieren. Deshalb: Ohne gute Atmung keine Power!

Weil die Atmung unbewusst abläuft und sich dem individuellen Lebensrhythmus anpasst, atmen viele Menschen oberflächlich und verkrampft. Andauernder Stress und Ängste können zu einer Atemfrequenz führen, die eigentlich nur in Fluchtsituationen erforderlich ist. »Richtig atmen« bedeutet, die Atemluft ohne Anstrengung durch den Körper fließen zu lassen. Sie sollte bis in den Bauch und das Becken strömen und auch im Rücken- und Nierenbereich spürbar sein. Wer dauerhaft zu schnell und nicht tief genug atmet, versorgt seinen Körper einerseits mit weniger Sauerstoff und entsorgt andererseits weniger Kohlendioxid. Der Körper gerät in eine erschöpfende Mangelsituation.

Ich stelle Ihnen meine absolute Lieblingsübung vor. Sie beruhigt ungemein, sorgt für innere Ruhe und pumpt Sie mit neuer Energie voll. Sie können sie problemlos im Bett, auf der Couch oder an jedem anderen Platz durchführen, an dem Sie sich wohlfühlen. Die Atemtechnik stammt aus dem Kriya-Yoga und wurde auch schon in der Therapie traumatisierter Soldaten erfolgreich eingesetzt.

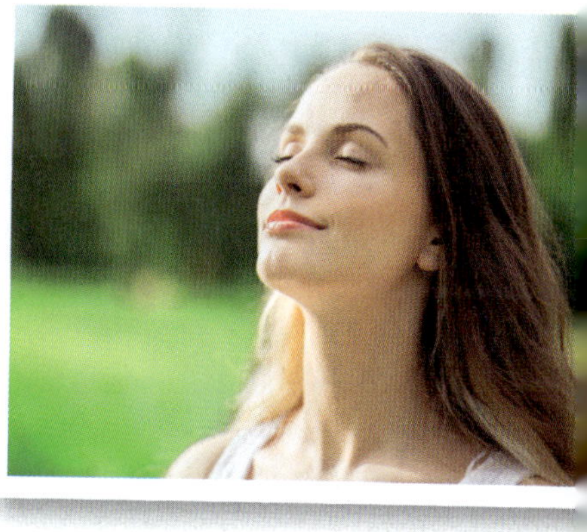

Das Geheimnis dieser Übung liegt in dem Moment zwischen der Ein- und der Ausatmung. Es ist wichtig, dass Sie den Atem nicht bewusst anhalten, sonst japsen Sie relativ schnell nach Luft und verkrampfen. Es geht vielmehr darum, locker und entspannt in der Stille zu verharren. Stellen Sie sich vor, Sie kommen bei einem Fahrradausflug auf einer kleinen Kuppe an, von wo Sie die Aussicht genießen können. Sie müssen nicht aktiv bremsen, um mit dem Rad einen Augenblick auf dem Scheitelpunkt stillzustehen, bevor Sie ganz ohne eigenes Zutun wieder ins Rollen kommen. Wenn es Ihnen hilft, stellen Sie sich einfach dieses Bild bei der Atemübung vor: Sie fahren die kleine Kuppe hoch (atmen ein), Sie halten inne (Atempause), Sie rollen die Kuppe wieder hinunter (atmen aus).

› Los geht's! Atmen Sie zu Beginn einmal schnell durch Mund und Nase aus. Sie können auch kräftig durch die locker geschlossenen Lippen ausblasen – keine Angst, es sieht Sie ja keiner.
› Atmen Sie dann langsam durch die Nase ein, und zählen Sie dabei bis 8.
› Halten Sie inne, und zählen Sie dabei bis 4.
› Atmen Sie aus, und zählen Sie dabei wieder bis 8.

Wenn Sie es schaffen, mindestens 5 Minuten für diese Atemübung in Ihren Tagesablauf zu integrieren, werden Sie schon nach kurzer Zeit eine deutliche Steigerung Ihres Energielevels feststellen. Sie können auch nach und nach die einzelnen Atemzyklen verlängern. Wichtig ist nur, dass das Zahlenverhältnis gleich bleibt, also z. B. 12, 6, 12.

Was passiert dabei? Die Atemluft wirkt wie eine sanfte Druckluftspülung in Ihren Energieleitbahnen. Wie beim Blutkreislauf auch ist es für die Energieleitbahnen ungünstig, wenn Stauungen und Blockaden entstehen. Dies geschieht vor allem durch Stress und eine zu flache Atmung.

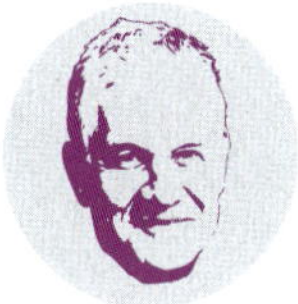

Wenn Herausforderung zur Überforderung wird

IST-ZUSTAND:

Machen Sie sich bewusst, ob Sie hinsichtlich Ihrer geistigen Tätigkeiten ausgefüllt sind oder sich eher langweilen. Haben Sie zu viel geistige Anregung in Ihrem Beruf oder Privatleben und zu wenig Momente der Entspannung?

MASSNAHMEN:

Fühlen Sie sich geistig überfordert, dann führen Sie Zeiten der Entspannung ein. Erlernen Sie z. B. ein Entspannungsverfahren wie Progressive Muskelentspannung oder Achtsamkeitstraining. Fühlen Sie sich unterfordert und gelangweilt, dann suchen Sie sich Herausforderungen. Erlernen Sie z. B. eine neue Sprache oder ein Instrument.

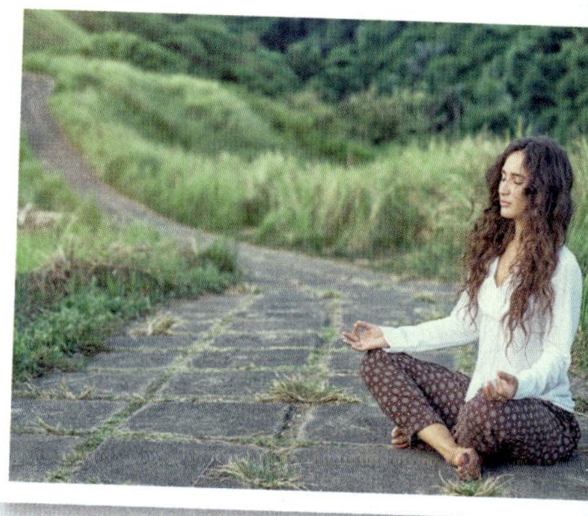

SOLL-ZUSTAND:

Greifen Ihre Maßnahmen, fühlen Sie sich geistig fitter? Macht es Ihnen wieder Freude, sich geistigen Herausforderungen zu stellen?

Punkt 5: Stimmigkeit und Sinnhaftigkeit

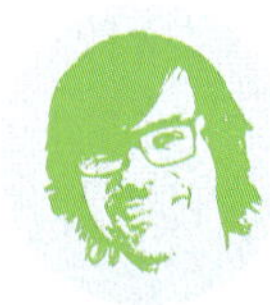

Freude und Genuss

Anhedonie. Noch nie gehört? Ging mir auch so, bis ich Matthias getroffen habe. Das ist der Fachbegriff für den Verlust der Lebensfreude. Immer mehr Menschen sehen keinen Sinn mehr in ihrem Leben oder können sich an nichts mehr erfreuen.

Ein Leitspruch der benediktinischen Lebensweise ist das bekannte »ora et labora«, »bete und arbeite«. Das ist nicht als »erst das eine, dann das andere« gemeint. Ich halte es für ganz wichtig, dass wir auch unsere Arbeit zur Meditation werden lassen. Für die meisten Menschen ist ihre Arbeit rein zum Geldverdienen da, und dann besuchen sie ein Seminar zum Thema sinnerfülltes Leben. Doch jeder Moment des Lebens und jegliche Tätigkeit kann Sinnerfüllung bieten. Es gibt keine Jobs, die per se glücklich oder unglücklich machen. Nur Ihre Einstellung entscheidet über Ihr Gefühl – entweder der Erfüllung oder der Sinnlosigkeit.

Drei Aspekte sind aus meiner Sicht der Schlüssel zu einem als sinnvoll empfundenen Leben:

1. Haltung entwickeln: Es ist elementar, die richtige Haltung zum Leben generell (und zu diesem Programm im Besonderen) zu entwickeln! Wenn Sie keine Haltung haben und nicht aufrecht stehen können, wird es schwierig, Resilienz, also Standfestigkeit, zu entwickeln.

Das beginnt schon damit, dass viele Menschen körperlich eine ziemlich instabile Haltung haben und es ihnen schwerfällt, aufrecht zu stehen. Da nun Körper und Geist eine Einheit bilden, spiegeln sich beide Ebenen gegenseitig. Wer im Äußeren keine Haltung annehmen kann, dem fällt es auch schwer, eine innere Haltung zu entwickeln.

2. Mit einem offenen Herzen durchs Leben gehen: Während ich dieses Buch schrieb, hat mich das Lied »Drive« von der Band »Incubus« ganz besonders inspiriert. Schon seit Jahren ist es für mich zu einer Art persönlichen Hymne geworden, vor allem wegen des Refrains: »Whatever tomorrow brings, I'll be there with open arms and open eyes.« Was so viel heißt wie: Was auch immer der morgige Tag bringen wird, ich werde da sein mit offenen Armen und offenen Augen.

Allein in diesem einen Satz stecken viele wichtige Aspekte. Es geht um Vertrauen: Was auch immer der Tag bringen wird … Es geht um Präsenz: Ich werde da sein, ich bin da, ich bin bereit fürs Leben … Es geht um Offenheit: Offene Arme, offene Augen, ich bin bereit, zu empfangen, und ich bin wachsam …

Haltung und Offenheit zu entwickeln, fällt anscheinend nicht jedem leicht. Ich hatte einfach das Glück, in einem von tiefem Vertrauen und Offenheit geprägten Elternhaus aufzuwachsen. Vor allem mein Vater war ein tief im Glauben verwurzelter Mensch mit einer unglaublichen Aufrichtigkeit. Einer seiner Sätze war immer: »Am Hoftor von Mehls ist nie ein Schlüssel dran, und im Kühlschrank wird immer was zu essen sein, jeder ist willkommen.«

Für dieses Geschenk bin ich unendlich dankbar, da ich aus unzähligen Gesprächen weiß, dass es keine Selbstverständlichkeit ist, in solch einer liebevollen Fülle großzuwerden.
Die folgende kleine Übung hilft Ihnen, ein offenes Herz zu entwickeln. Ich empfehle sie Ihnen als morgendliches Ritual. Bitte bleiben Sie dran, auch wenn Sie sich dabei im ersten Moment ein wenig ballaballa fühlen.

- Stellen Sie sich aufrecht vor einen Spiegel. Lassen Sie die Arme locker hängen, und schauen Sie Ihrem Spiegelbild tief in die Augen.
- Verlagern Sie Ihr Gewicht leicht nach vorn, und heben Sie die Fersen vom Boden, sodass Sie auf den Fußballen stehen. Strecken Sie Ihre Daumen aus, und drehen Sie sie seitlich nach hinten. Dadurch richten Sie sich automatisch auf. Verweilen Sie ein paar Sekunden in dieser Haltung.
- Ab der zweiten Woche nehmen Sie einen einfachen Satz dazu. In dem Moment, in dem Sie sich auf Ihre Fußballen stellen, sagen Sie zu sich selbst: »Ich bin das kostbarste Wesen der Welt. Niemand verdient mehr Liebe als ich.«

Wenn Sie diese Übung regelmäßig machen, werden Sie eine deutliche Aufrichtung und Aufwertung erfahren!

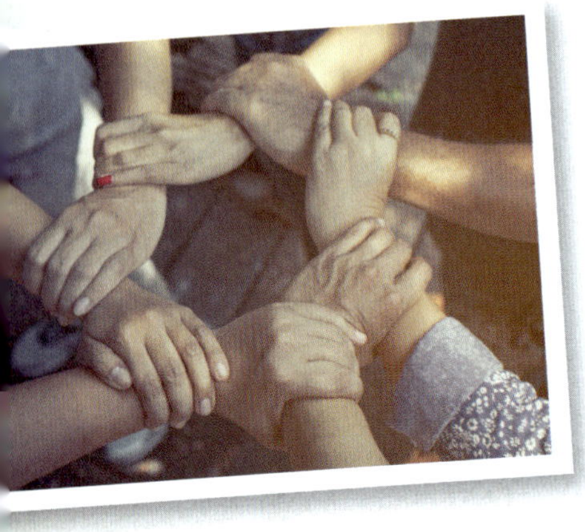

3. Gemeinschaft: Da es ohne den nötigen Rückhalt sehr schwer ist, die Energie zu tanken, die nötig sein wird, um den Weg der Veränderung zu gehen, werden wir Sie unterstützen. Von Zeit zu Zeit wird es Treffen mit Matthias und mir geben, bei denen sich alle Leser dieses Buches austauschen können. Denn nur in der Gemeinschaft wird Veränderung dauerhaft!

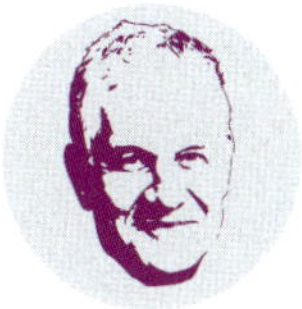

Die Struktur Ihrer Persönlichkeit

IST-ZUSTAND:
Dies ist sicherlich der komplexeste Punkt in der Reihe: Leben Sie in Übereinstimmung mit Ihrem Inneren, mit Ihren Bedürfnissen, Vorstellungen, Wünschen, den Strukturen Ihrer Persönlichkeit? Verstehen Sie Ihre Umwelt, Ihr Leben – oder wirken sie manchmal rätselhaft auf Sie? Haben Sie das Gefühl, Sie können Ihr Leben managen, sind Sie der Handelnde? Was von den Dingen, die Sie täglich tun, ergibt welchen Sinn für Sie?

MASSNAHMEN:
Kennen Sie die Strukturen Ihrer Persönlichkeit? Sind Sie eher intro- oder extrovertiert? Sind Sie neugierig und lieben das Risiko, oder ist Ihnen Sicherheit wichtig? Wie abhängig sind Sie von der Meinung anderer? Überprüfen Sie Ihre Aktivitäten darauf, inwiefern diese Ihrer Persönlichkeit entsprechen, stimmig sind. Lassen Sie gegebenenfalls einige fallen, und suchen Sie sich neue Felder.

SOLL-ZUSTAND:
Fühlen Sie sich nun besser? Empfinden Sie mehr Lebensfreude, Erfolg und Erfüllung bei Ihren beruflichen und privaten Aktivitäten? Ist das, was Sie tun, in Ihren Augen sinnvoll, oder wollen Sie noch etwas anderes im Leben? Was könnte das sein?

Dieses sind nur einige Beispiele dafür, wie Sie mit den 5 Punkten umgehen können, um zu einem guten, gelingenden Leben zu kommen, das Ihnen entspricht, in dem also Ihre Vorstellungen und Bedürfnisse erfüllt werden. Wie das funktioniert, ist für jeden Menschen anders. Deswegen können wir Ihnen hier keine Liste von Maßnahmen anbieten, die bei Ihnen garantiert greifen. Wir helfen Ihnen aber, für sich selbst herauszufinden, was funktioniert.

Die Gesellschaft meint manchmal, es müsse für alle dasselbe richtig sein. Wir hingegen sagen: Hören Sie auf sich selbst!

Wahrscheinlich werden Sie die Veränderungen, die Sie sich zum Ziel gesetzt haben, mit unserem Personal Trainer selbst durchführen können. Manchmal kann es allerdings auch sinnvoll sein, sich Unterstützung zu holen – bei der Definition der Ziele (Soll-Zustand), bei der Analyse des gegenwärtigen Zustandes (Ist-Zustand) und bei der Auswahl, Einleitung und Durchführung von Maßnahmen.

Der Personal Trainer für die Seele, unser Wochenplan zum 5-Punkte-Programm, stellt hohe Anforderungen an Ihre Eigenverantwortlichkeit und Autonomie. Besonders zur Integration der Maßnahmen in das tägliche Leben und deren Nachhaltigkeit sollten Sie sich Feedback und Unterstützung holen vom Partner, von Freunden oder auch von professionellen Coaches, Trainern und Therapeuten. Auch wenn für das Training eine gewisse innere und äußere Disziplin hilfreich ist, wird es kaum gelingen, wenn der Aspekt der Freude dabei verloren geht. Die Freude stellt den stärksten und nachhaltigsten Motor menschlichen Handelns und Erlebens dar.

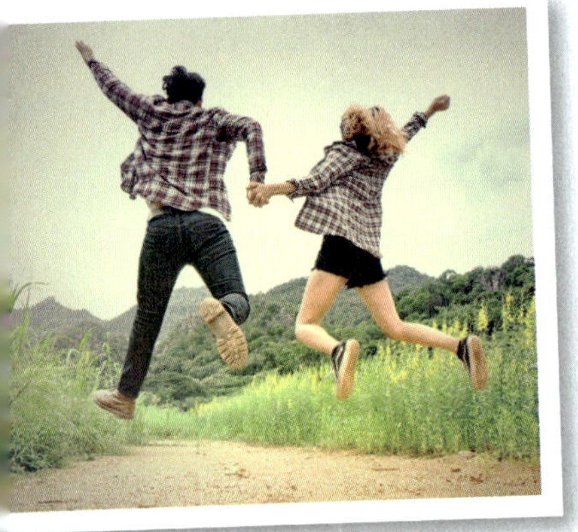

»Das Beste für den Menschen ist es, sich so viel wie möglich zu freuen und sich so wenig wie möglich zu betrüben.«

(Demokrit, Das hedonistische Manifest)

Jetzt wird's praktisch

– Ihr Seelentraining geht los

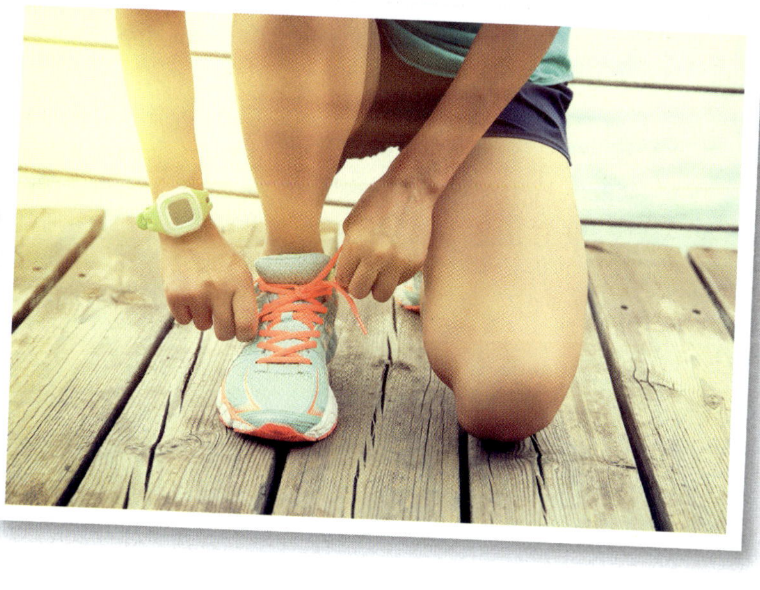

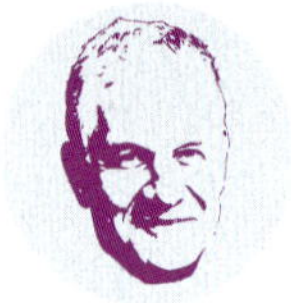

Der Wind des Wandels

Grundlage eines Trainings ist immer ein Plan. Nur wenigen Menschen ist es gegeben, immer spontan aus dem Bauch heraus zu leben. Das ist erholsam zur Abwechslung im Urlaub, allerdings wenig alltagstauglich. Auch das Training Ihrer Seele, richtiger das Training Ihrer seelischen Funktionen, bedarf einer bewussten, auf Sie selbst zugeschnittenen Planung. Bei dem Wort »Plan« wenden Sie vielleicht ein, Sie wollen doch spontan sein, im Moment leben, sich in Ihren Entscheidungen nicht auch noch im Privaten einengen lassen. Beim Entwurf Ihres Seelenfitness-Planes geht es natürlich nicht darum, diesen bis ins Detail zwanghaft durchzuführen, sondern, sich Zeiträume zu schaffen für die Bereiche, die Sie trainieren möchten. Dabei ist es gelegentlich sogar unabdingbar, Änderungen der Planung vorzunehmen, wenn sich zum Beispiel Rahmenbedingungen verändert haben. Diese Fähigkeit zur Anpassung an neue Lebenssituationen bezeichnet man als Assimilation. Sie ist ein zentraler Faktor für den Umgang mit Veränderungen und Krisen, für Ihre Resilienz.

»Wenn der Wind des Wandels weht, bauen die einen Mauern, die anderen Windmühlen.«

(Chinesisches Sprichwort)

Ich würde ergänzen: Wieder andere setzen die Segel. Eine Klientin, die gerade von ihrem Mann geschieden worden war, meinte, dass es gar nicht so einfach sei, 18 gemeinsame Jahre einer Beziehung hinter sich zu lassen. Gleichwohl habe sie jetzt die Möglichkeit, sich noch einmal neu aufzustellen, neue Seiten an sich zu entdecken. Sie habe sich auch schon eine »geile Hütte« gesucht. Mit anderen Worten, sie hat die Segel im Wind des Wandels gesetzt. Chapeau!

Grundlage der Therapie in unserer Klinik ist ein individueller, personalisierter Therapieplan. Ähnlich diesem gehört zu Ihrem Plan, dass Sie Ihrem Tag, Ihrer Woche eine Struktur geben. Benutzen Sie dazu einen Wochenkalender, der eine Übersicht über die 7 Tage der Woche und die Stunden der einzelnen Tage gibt.

Der Mensch ist ein Wesen, dessen körperliche und seelische Funktionen durch Rhythmen geprägt sind, Tagesrhythmen (Tag und Nacht, Wachsein und Schlaf, Morgen, Mittag, Abend), Wochenrhythmen (Werktage und Wochenende) sowie Jahresrhythmen (Jahreszeiten, Feiertage und Ferienzeiten). Die psychische Gesundheit und das seelische Wohlbefinden sind stark davon abhängig, wie die inneren und die äußeren Rhythmen synchronisiert sind. Während früher natürliche Zeitläufe wie Sonnenaufgang und -untergang das Leben strukturierten, sind es heute vornehmlich soziale Taktgeber, die es bestimmen, z. B. Arbeits- und Essenszeiten, der Sendetermin des »Tatorts«.

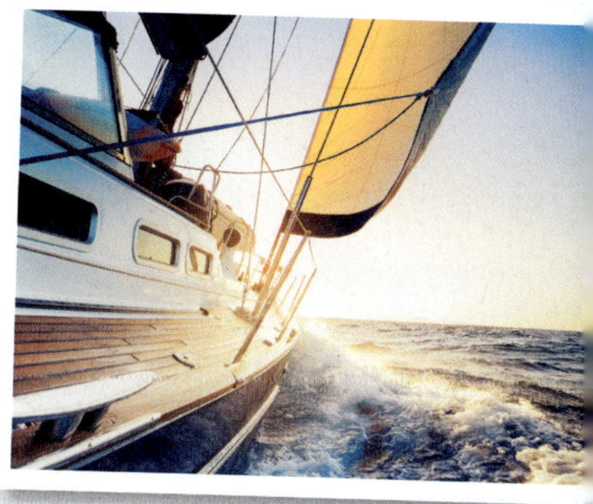

Der individualisierte Therapieplan dient dazu, eine bestimmte Tages- und Wochenstruktur mit unterschiedlichen Inhalten zu erstellen. Hierbei sind die Zeiten für Mahlzeiten und Sport sowie für Aktivität und Ruhe von besonderer Bedeutung. Viele Menschen haben das Gespür dafür verloren, wann sie diesen Bereichen Beachtung schenken sollten, um mit ihren Ressourcen achtsam umzugehen. Niemand weiß, wie viel Lebenszeit er tatsächlich hat. Daher ist es wichtig, die Verantwortung für diese Ressource zu übernehmen und achtsam mit ihr umzugehen. In einer Zeit, in der das Rad des Lebens immer schneller zu laufen scheint und die eigene Zeit vielfach von außen bestimmt wird, ist dies umso bedeutender. Sinnvoll ist es also, sich bewusst zu machen, womit man die eigene Zeit füllt, und diese bewusst gemäß der eigenen Energie, der eigenen Persönlichkeit zu verwenden – oder ruhig auch einmal zu verschwenden!

Verschwendung ist Luxus. Verschwenden kann man nur etwas, was im Überfluss vorhanden ist. Der alte Begriff für Zeitverschwendung ist »Muße«, heute »Relaxen« oder »Chillen«. Schnell wird er mit Langeweile in Verbindung gebracht, die eher negativ bewertet wird. Wie oft hörte ich von meinen Kindern, als sie noch klein waren, »Papi, mir ist sooo langweilig!« Dabei erwarteten sie, dass ich doch endlich etwas dagegen unternähme. Nach einigen Malen kannten sie schon meine Reaktion und gaben sich selbst die Antwort: »Ja, ja, wenn einem langweilig ist, kommen einem die besten Ideen!«

Zeit ist eine Ressource, mit der wir verantwortungsvoll umgehen sollten. Nach meiner Erfahrung gehört zu einem gelingenden Leben eine Planung unseres Tags, unserer Woche, unseres Monats, unseres Jahres.

Planung ist alles!

Ähnlich wie die Vorbereitungen auf einen Laufwettbewerb folgt auch unser Seelentraining einem genauen Plan. Nicht ohne Grund finden sich Dutzende Trainingspläne zur Vorbereitung auf einen Halbmarathon oder Marathon. Ohne Vorbereitung einfach mal gut 40 Kilometer zu laufen, ist wenig erfolgversprechend. Vermutlich sitzt man bald keuchend am Straßenrand.

Gleiches gilt für unsere Seele, die auf besondere Herausforderungen vorbereitet werden sollte. Nur gab es bisher kaum klare Trainingspläne dafür. Um Ihre Seele fit und widerstandsfähig zu machen, ist unser Programm ähnlich wie ein körperlicher Trainingsplan aufgebaut. Er besteht aus drei Säulen:

Säule 1 sind kleine und leicht durchzuführende, immer wiederkehrende Rituale und Übungen sowie Vorschläge für die Strukturierung Ihres Tagesablaufs. Zudem finden Sie einen Seelen-Check-up, mit dem Sie jeden Abend Ihre Fortschritte evaluieren können.

Säule 2 ist eine ausgewogene, resilienzfördernde Ernährung. Dafür finden Sie ab Seite 170 Rezepte.

Säule 3 sind besondere Aufgaben oder »Challenges«, die Sie aus Ihrer Komfortzone herauslocken. Damit werden, ähnlich wie bei Muskelgruppen, verschiedene seelische Funktionen über einen Zeitraum besonders gestärkt und trainiert.

Ihr Seelenfitness-Plan

Planen Sie zusätzlich zu den hier bereits eingetragenen Aktivitäten, was Sie für die 5 Lebensbalancen tun möchten: Ernährung und Bewegung (siehe S. 56, Rezepte ab S. 170), Aktivität und Ruhe (siehe S. 64), emotionale Bindungen und Alleinsein (siehe S. 66), kognitive Herausforderungen und Entspannung (siehe S. 70) sowie Stimmigkeit und Sinnhaftigkeit (siehe S. 74).

Wenn es in Ihren Tagesablauf z. B. einfach nicht hineinpasst, mittags eine halbe Stunde spazieren zu gehen, können Sie das natürlich auch morgens oder abends machen. Der Plan ist nur ein Vorschlag, auf dessen Grundlage Sie Ihren ganz persönlichen Trainingsplan erstellen können.

Lassen Sie jeden Abend Ihren Tag Revue passieren, und freuen Sie sich darüber, was Sie für die Fitness Ihrer Seele, Ihre mentale Widerstandskraft und ein gelingendes Leben getan haben. Dazu finden Sie jeweils Impulse in Form eines kleinen Check-ups. Richten Sie dabei Ihren Fokus auf die positiven Aspekte! Schauen Sie vielleicht auch einfach mal, wie das Wetter Ihre Stimmung und Ihren Erfolg beeinflusst.

Nach den hier abgedruckten 4 Wochen werden Sie wahrscheinlich schon von selbst wissen, wie Sie die Zeiten planen können, in denen Sie etwas für sich tun. Sie können aber auch wieder von vorn beginnen.

»Ich hatte mein ganzes Leben viele Probleme.
Die meisten von ihnen sind niemals eingetreten.«

(Mark Twain)

Woche 1

MONTAG

MORGEN	MITTAG	ABEND
› Warmes Wasser trinken › Warmes Frühstück › 10 Wiederholungen der »Spiegelübung« (siehe S. 76)	› Mittagessen › 30 Minuten Spaziergang oder leichtes Jogging	› Leichtes Abendessen › Vor dem Schlafengehen 5 Minuten den »Glücksatem« (siehe S. 70) praktizieren, gern zu Ihrer persönlichen Lieblingsmusik

Seelen-Check-up

1. Impuls: Was ist Ihnen heute besonders gut gelungen?

2. Impuls: In welcher Situation waren Sie heute besonders achtsam?

3. Impuls: Was haben Sie heute ganz bewusst für Ihre Bewegung getan?

4. Impuls: Was haben Sie heute ganz bewusst für Ihre Ernährung getan?

5. Impuls: Wann haben Sie heute ganz bewusst geatmet?

6. Impuls: Wann haben Sie sich heute ganz bewusst eine Auszeit gegönnt?

7. Impuls: Welchen positiven Gedanken nehmen Sie mit in die Nacht?

DIENSTAG

MORGEN	MITTAG	ABEND
› Warmes Wasser trinken › Warmes Frühstück › 10 Wiederholungen der »Spiegelübung« (siehe S. 76)	› Mittagessen › 30 Minuten Spaziergang oder leichtes Jogging	› Leichtes Abendessen › Vor dem Schlafengehen 5 Minuten den »Glücksatem« (siehe S. 70) praktizieren, gern zu Ihrer persönlichen Lieblingsmusik

Seelen-Check-up

1. Impuls: Was ist Ihnen heute besonders gut gelungen?

____

____

2. Impuls: In welcher Situation waren Sie heute besonders achtsam?

____

____

3. Impuls: Was haben Sie heute ganz bewusst für Ihre Bewegung getan?

4. Impuls: Was haben Sie heute ganz bewusst für Ihre Ernährung getan?

5. Impuls: Wann haben Sie heute ganz bewusst geatmet?

6. Impuls: Wann haben Sie sich heute ganz bewusst eine Auszeit gegönnt?

7. Impuls: Welchen positiven Gedanken nehmen Sie mit in die Nacht?

MITTWOCH – RUHETAG

Machen Sie, worauf Sie Lust haben!

Heute wollen wir Ihnen nichts vorgeben, Sie können sich aber natürlich trotzdem an den sonstigen Tagesablauf halten.

Seelen-Check-up

1. Impuls: Wann haben Sie sich heute ganz bewusst ein Lächeln geschenkt?

2. Impuls: Was haben Sie sich heute ganz bewusst gegönnt?

3. Impuls: Welchen positiven Gedanken nehmen Sie mit in die Nacht?

DONNERSTAG

MORGEN	MITTAG	ABEND
› Warmes Wasser trinken › Warmes Frühstück › 20 Wiederholungen der »Spiegelübung« (siehe S. 76)	› Mittagessen › 30 Minuten Spaziergang oder leichtes Jogging	› Leichtes Abendessen › Vor dem Schlafengehen 10 Minuten den »Glücksatem« (siehe S. 70) praktizieren, gern zu Ihrer persönlichen Lieblingsmusik

Seelen-Check-up

1. Impuls: Was ist Ihnen heute besonders gut gelungen?

2. Impuls: In welcher Situation waren Sie heute besonders achtsam?

3. Impuls: Was haben Sie heute ganz bewusst für Ihre Bewegung getan?

4. Impuls: Was haben Sie heute ganz bewusst für Ihre Ernährung getan?

5. Impuls: Wann haben Sie heute ganz bewusst geatmet?

6. Impuls: Wann haben Sie sich heute ganz bewusst eine Auszeit gegönnt?

7. Impuls: Welchen positiven Gedanken nehmen Sie mit in die Nacht?

FREITAG

MORGEN	MITTAG	ABEND
› Warmes Wasser trinken › Warmes Frühstück › 20 Wiederholungen der »Spiegelübung« (siehe S. 76)	› Mittagessen › 30 Minuten Spaziergang oder leichtes Jogging	› Leichtes Abendessen › Vor dem Schlafengehen 10 Minuten den »Glücksatem« (siehe S. 70) praktizieren, gern zu Ihrer persönlichen Lieblingsmusik

Seelen-Check-up

1. Impuls: Was ist Ihnen heute besonders gut gelungen?

____

____

2. Impuls: In welcher Situation waren Sie heute besonders achtsam?

____

____

3. Impuls: Was haben Sie heute ganz bewusst für Ihre Bewegung getan?

4. Impuls: Was haben Sie heute ganz bewusst für Ihre Ernährung getan?

5. Impuls: Wann haben Sie heute ganz bewusst geatmet?

6. Impuls: Wann haben Sie sich heute ganz bewusst eine Auszeit gegönnt?

7. Impuls: Welchen positiven Gedanken nehmen Sie mit in die Nacht?

SAMSTAG

MORGEN	MITTAG	ABEND
› Warmes Wasser trinken › Warmes Frühstück › 30 Wiederholungen der »Spiegelübung« (siehe S. 76)	› Mittagessen › 60 Minuten Spaziergang oder leichtes Jogging	› Leichtes Abendessen › Vor dem Schlafengehen 15 Minuten den »Glücksatem« (siehe S. 70) praktizieren, gern zu Ihrer persönlichen Lieblingsmusik

Seelen-Check-up

1. Impuls: Was ist Ihnen heute besonders gut gelungen?

2. Impuls: In welcher Situation waren Sie heute besonders achtsam?

3. Impuls: Was haben Sie heute ganz bewusst für Ihre Bewegung getan?

4. Impuls: Was haben Sie heute ganz bewusst für Ihre Ernährung getan?

5. Impuls: Wann haben Sie heute ganz bewusst geatmet?

6. Impuls: Wann haben Sie sich heute ganz bewusst eine Auszeit gegönnt?

7. Impuls: Welchen positiven Gedanken nehmen Sie mit in die Nacht?

SONNTAG

☼ MORGEN	☼ MITTAG	☾ ABEND
› Warmes Wasser trinken › Warmes Frühstück › 30 Wiederholungen der »Spiegelübung« (siehe S. 76)	› Mittagessen	› Leichtes Abendessen

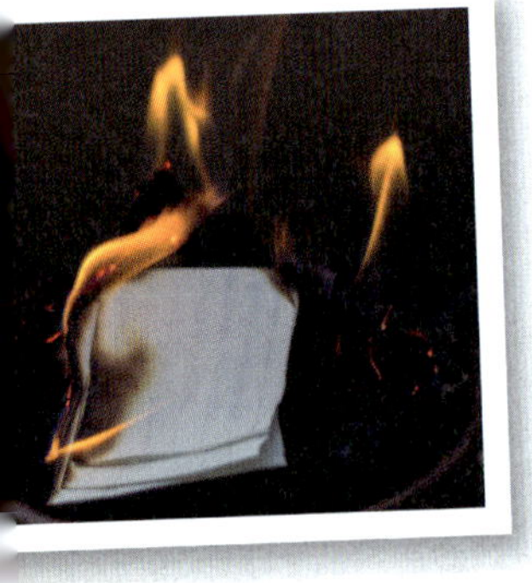

Als Abschluss und Neubeginn der Woche das Feuerritual: Notieren Sie auf einem Zettel einen Gedanken, einen Impuls oder einen Wunsch, den Sie gern loslassen möchten. Entzünden Sie dann in einer Schale ein kleines Feuer, und legen Sie Ihren Zettel ganz bewusst in die Flammen. Mit dem Rauch steigt Ihr Impuls auf. Wenn Sie mögen, verbinden Sie das Ritual mit dem Satz: »Ich werde frei für Neues. Ich liebe mich, ich verzeihe mir und bin dankbar für mein Leben!«

Seelen-Check-up

1. Impuls: Was ist Ihnen heute besonders gut gelungen?

____

____

2. Impuls: In welcher Situation waren Sie heute besonders achtsam?

3. Impuls: Was haben Sie heute ganz bewusst für Ihre Bewegung getan?

4. Impuls: Was haben Sie heute ganz bewusst für Ihre Ernährung getan?

5. Impuls: Wann haben Sie heute ganz bewusst geatmet?

7. Impuls: Welchen positiven Gedanken nehmen Sie mit in die Nacht?

CHALLENGE der Woche:

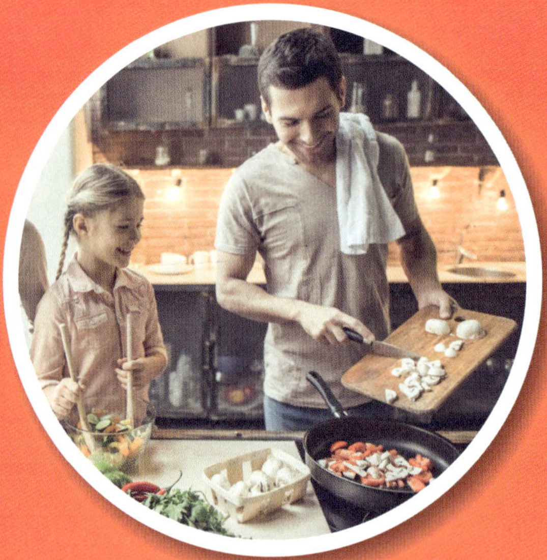

KOCHEN SIE FÜR EINEN EINSAMEN MENSCHEN,

(z. B. einen Obdachlosen oder einen Nachbarn)

EINE VEGETARISCHE MAHLZEIT,

die Sie ihm persönlich vorbeibringen.

Woche 2

MONTAG

MORGEN	MITTAG	ABEND
› Warmes Wasser trinken › Warmes Frühstück › 15 Wiederholungen der »Spiegelübung« (siehe S. 76)	› Mittagessen › 30 Minuten Spaziergang oder leichtes Jogging	› Leichtes Abendessen › Vor dem Schlafengehen 10 Minuten den »Glücksatem« (siehe S. 70) praktizieren, gern zu Ihrer persönlichen Lieblingsmusik

Seelen-Check-up

1. Impuls: Was ist Ihnen heute besonders gut gelungen?

___

___

2. Impuls: In welcher Situation waren Sie heute besonders achtsam?

___

___

3. Impuls: Was haben Sie heute ganz bewusst für Ihre Bewegung getan?

4. Impuls: Was haben Sie heute ganz bewusst für Ihre Ernährung getan?

5. Impuls: Wann haben Sie heute ganz bewusst geatmet?

6. Impuls: Wann haben Sie sich heute ganz bewusst eine Auszeit gegönnt?

7. Impuls: Welchen positiven Gedanken nehmen Sie mit in die Nacht?

DIENSTAG

MORGEN	MITTAG	ABEND
› Warmes Wasser trinken › Warmes Frühstück › 15 Wiederholungen der »Spiegelübung« (siehe S. 76)	› Mittagessen › 30 Minuten Spaziergang oder leichtes Jogging	› Leichtes Abendessen › Vor dem Schlafengehen 10 Minuten den »Glücksatem« (siehe S. 70) praktizieren, gern zu Ihrer persönlichen Lieblingsmusik

Seelen-Check-up

1. Impuls: Was ist Ihnen heute besonders gut gelungen?

2. Impuls: In welcher Situation waren Sie heute besonders achtsam?

3. Impuls: Was haben Sie heute ganz bewusst für Ihre Bewegung getan?

4. Impuls: Was haben Sie heute ganz bewusst für Ihre Ernährung getan?

5. Impuls: Wann haben Sie heute ganz bewusst geatmet?

6. Impuls: Wann haben Sie sich heute ganz bewusst eine Auszeit gegönnt?

7. Impuls: Welchen positiven Gedanken nehmen Sie mit in die Nacht?

MITTWOCH – RUHETAG

Machen Sie, worauf Sie Lust haben!

Heute wollen wir Ihnen nichts vorgeben, Sie können sich aber natürlich trotzdem an den sonstigen Tagesablauf halten.

Seelen-Check-up

1. Impuls: Wann haben Sie sich heute ganz bewusst ein Lächeln geschenkt?

2. Impuls: Was haben Sie sich heute ganz bewusst gegönnt?

3. Impuls: Welchen positiven Gedanken nehmen Sie mit in die Nacht?

DONNERSTAG

MORGEN	MITTAG	ABEND
› Warmes Wasser trinken › Warmes Frühstück › 20 Wiederholungen der »Spiegelübung« (siehe S. 76)	› Mittagessen › 30 Minuten Spaziergang oder leichtes Jogging	› Leichtes Abendessen › Vor dem Schlafengehen 10 Minuten den »Glücksatem« (siehe S. 70) praktizieren, gern zu Ihrer persönlichen Lieblingsmusik

Seelen-Check-up

1. Impuls: Was ist Ihnen heute besonders gut gelungen?

____

____

2. Impuls: In welcher Situation waren Sie heute besonders achtsam?

____

____

3. Impuls: Was haben Sie heute ganz bewusst für Ihre Bewegung getan?

4. Impuls: Was haben Sie heute ganz bewusst für Ihre Ernährung getan?

5. Impuls: Wann haben Sie heute ganz bewusst geatmet?

6. Impuls: Wann haben Sie sich heute ganz bewusst eine Auszeit gegönnt?

7. Impuls: Welchen positiven Gedanken nehmen Sie mit in die Nacht?

FREITAG

MORGEN	MITTAG	ABEND
› Warmes Wasser trinken › Warmes Frühstück › 25 Wiederholungen der »Spiegelübung« (siehe S. 76)	› Mittagessen › 30 Minuten Spaziergang oder leichtes Jogging	› Leichtes Abendessen › Vor dem Schlafengehen 10 Minuten den »Glücksatem« (siehe S. 70) praktizieren, gern zu Ihrer persönlichen Lieblingsmusik

Seelen-Check-up

1. Impuls: Was ist Ihnen heute besonders gut gelungen?

____

____

2. Impuls: In welcher Situation waren Sie heute besonders achtsam?

____

____

3. Impuls: Was haben Sie heute ganz bewusst für Ihre Bewegung getan?

4. Impuls: Was haben Sie heute ganz bewusst für Ihre Ernährung getan?

5. Impuls: Wann haben Sie heute ganz bewusst geatmet?

6. Impuls: Wann haben Sie sich heute ganz bewusst eine Auszeit gegönnt?

7. Impuls: Welchen positiven Gedanken nehmen Sie mit in die Nacht?

SAMSTAG

MORGEN	MITTAG	ABEND
› Warmes Wasser trinken › Warmes Frühstück › 30 Wiederholungen der »Spiegelübung« (siehe S. 76)	› Mittagessen › 60 Minuten Spaziergang oder leichtes Jogging	› Leichtes Abendessen › Vor dem Schlafengehen 15 Minuten den »Glücksatem« (siehe S. 70) praktizieren, gern zu Ihrer persönlichen Lieblingsmusik

Seelen-Check-up

1. Impuls: Was ist Ihnen heute besonders gut gelungen?

____

____

2. Impuls: In welcher Situation waren Sie heute besonders achtsam?

____

____

3. Impuls: Was haben Sie heute ganz bewusst für Ihre Bewegung getan?

4. Impuls: Was haben Sie heute ganz bewusst für Ihre Ernährung getan?

5. Impuls: Wann haben Sie heute ganz bewusst geatmet?

6. Impuls: Wann haben Sie sich heute ganz bewusst eine Auszeit gegönnt?

7. Impuls: Welchen positiven Gedanken nehmen Sie mit in die Nacht?

SONNTAG

MORGEN	MITTAG	ABEND
› Warmes Wasser trinken › Warmes Frühstück › 30 Wiederholungen der »Spiegelübung« (siehe S. 76)	› Mittagessen	› Leichtes Abendessen › Feuerritual

Seelen-Check-up

1. Impuls: Was ist Ihnen heute besonders gut gelungen?

____

____

2. Impuls: In welcher Situation waren Sie heute besonders achtsam?

____

____

3. Impuls: Was haben Sie heute ganz bewusst für Ihre Bewegung getan?

4. Impuls: Was haben Sie heute ganz bewusst für Ihre Ernährung getan?

5. Impuls: Wann haben Sie heute ganz bewusst geatmet?

6. Impuls: Wann haben Sie sich heute ganz bewusst eine Auszeit gegönnt?

7. Impuls: Welchen positiven Gedanken nehmen Sie mit in die Nacht?

CHALLENGE der Woche:

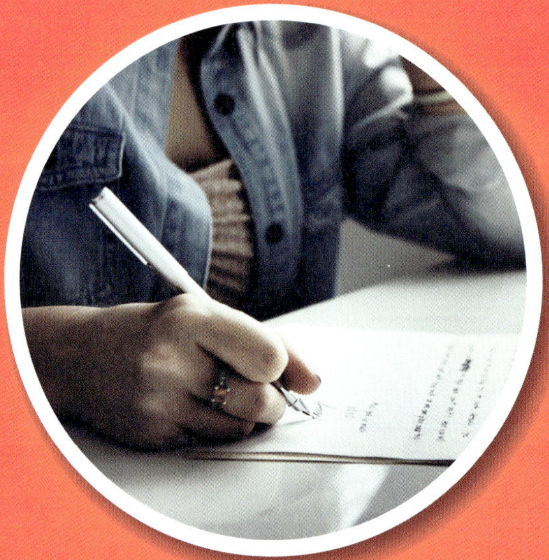

SCHREIBEN SIE EINEN BRIEF

an einen Menschen, der Ihnen am Herzen liegt oder dem Sie schon lange einmal etwas mitteilen wollten!

Woche 3

MONTAG

MORGEN	MITTAG	ABEND
› Warmes Wasser trinken › Warmes Frühstück › 15 Wiederholungen der »Spiegelübung« (siehe S. 76)	› Mittagessen › 30 Minuten Spaziergang oder leichtes Jogging	› Leichtes Abendessen › Vor dem Schlafengehen 10 Minuten den »Glücksatem« (siehe S. 70) praktizieren, gern zu Ihrer persönlichen Lieblingsmusik

Seelen-Check-up

1. Impuls: Was ist Ihnen heute besonders gut gelungen?

2. Impuls: In welcher Situation waren Sie heute besonders achtsam?

3. Impuls: Was haben Sie heute ganz bewusst für Ihre Bewegung getan?

4. Impuls: Was haben Sie heute ganz bewusst für Ihre Ernährung getan?

5. Impuls: Wann haben Sie heute ganz bewusst geatmet?

6. Impuls: Wann haben Sie sich heute ganz bewusst eine Auszeit gegönnt?

7. Impuls: Welchen positiven Gedanken nehmen Sie mit in die Nacht?

DIENSTAG

MORGEN	MITTAG	ABEND
› Warmes Wasser trinken › Warmes Frühstück › 15 Wiederholungen der »Spiegelübung« (siehe S. 76)	› Mittagessen › 30 Minuten Spaziergang oder leichtes Jogging	› Leichtes Abendessen › Vor dem Schlafengehen 10 Minuten den »Glücksatem« (siehe S. 70) praktizieren, gern zu Ihrer persönlichen Lieblingsmusik

Seelen-Check-up

1. Impuls: Was ist Ihnen heute besonders gut gelungen?

2. Impuls: In welcher Situation waren Sie heute besonders achtsam?

3. Impuls: Was haben Sie heute ganz bewusst für Ihre Bewegung getan?

4. Impuls: Was haben Sie heute ganz bewusst für Ihre Ernährung getan?

5. Impuls: Wann haben Sie heute ganz bewusst geatmet?

6. Impuls: Wann haben Sie sich heute ganz bewusst eine Auszeit gegönnt?

7. Impuls: Welchen positiven Gedanken nehmen Sie mit in die Nacht?

MITTWOCH – RUHETAG

Machen Sie, worauf Sie Lust haben!
Heute wollen wir Ihnen nichts vorgeben, Sie können sich aber natürlich trotzdem an den sonstigen Tagesablauf halten.

Seelen-Check-up

1. Impuls: Wann haben Sie sich heute ganz bewusst ein Lächeln geschenkt?

2. Impuls: Was haben Sie sich heute ganz bewusst gegönnt?

3. Impuls: Welchen positiven Gedanken nehmen Sie mit in die Nacht?

DONNERSTAG

MORGEN	MITTAG	ABEND
› Warmes Wasser trinken › Warmes Frühstück › 20 Wiederholungen der »Spiegelübung« (siehe S. 76)	› Mittagessen › 30 Minuten Spaziergang oder leichtes Jogging	› Leichtes Abendessen › Vor dem Schlafengehen 10 Minuten den »Glücksatem« (siehe S. 70) praktizieren, gern zu Ihrer persönlichen Lieblingsmusik

Seelen-Check-up

1. Impuls: Was ist Ihnen heute besonders gut gelungen?

2. Impuls: In welcher Situation waren Sie heute besonders achtsam?

3. Impuls: Was haben Sie heute ganz bewusst für Ihre Bewegung getan?

4. Impuls: Was haben Sie heute ganz bewusst für Ihre Ernährung getan?

5. Impuls: Wann haben Sie heute ganz bewusst geatmet?

6. Impuls: Wann haben Sie sich heute ganz bewusst eine Auszeit gegönnt?

7. Impuls: Welchen positiven Gedanken nehmen Sie mit in die Nacht?

FREITAG

MORGEN	MITTAG	ABEND
› Warmes Wasser trinken › Warmes Frühstück › 25 Wiederholungen der »Spiegelübung« (siehe S. 76)	› Mittagessen › 30 Minuten Spaziergang oder leichtes Jogging	› Leichtes Abendessen › Vor dem Schlafengehen 10 Minuten den »Glücksatem« (siehe S. 70) praktizieren, gern zu Ihrer persönlichen Lieblingsmusik

Seelen-Check-up

1. Impuls: Was ist Ihnen heute besonders gut gelungen?

____

____

2. Impuls: In welcher Situation waren Sie heute besonders achtsam?

____

____

3. Impuls: Was haben Sie heute ganz bewusst für Ihre Bewegung getan?

4. Impuls: Was haben Sie heute ganz bewusst für Ihre Ernährung getan?

5. Impuls: Wann haben Sie heute ganz bewusst geatmet?

6. Impuls: Wann haben Sie sich heute ganz bewusst eine Auszeit gegönnt?

7. Impuls: Welchen positiven Gedanken nehmen Sie mit in die Nacht?

SAMSTAG

MORGEN

- Warmes Wasser trinken
- Warmes Frühstück
- 30 Wiederholungen der »Spiegelübung« (siehe S. 76)

MITTAG

- Mittagessen
- 60 Minuten Spaziergang oder leichtes Jogging

ABEND

- Leichtes Abendessen
- Vor dem Schlafengehen 15 Minuten den »Glücksatem« (siehe S. 70) praktizieren, gern zu Ihrer persönlichen Lieblingsmusik

Seelen-Check-up

1. Impuls: Was ist Ihnen heute besonders gut gelungen?

___

___

2. Impuls: In welcher Situation waren Sie heute besonders achtsam?

___

___

3. Impuls: Was haben Sie heute ganz bewusst für Ihre Bewegung getan?

4. Impuls: Was haben Sie heute ganz bewusst für Ihre Ernährung getan?

5. Impuls: Wann haben Sie heute ganz bewusst geatmet?

6. Impuls: Wann haben Sie sich heute ganz bewusst eine Auszeit gegönnt?

7. Impuls: Welchen positiven Gedanken nehmen Sie mit in die Nacht?

SONNTAG

MORGEN

- Warmes Wasser trinken
- Warmes Frühstück
- 30 Wiederholungen der »Spiegelübung« (siehe S. 76)

MITTAG

- Mittagessen

ABEND

- Leichtes Abendessen
- Feuerritual

Seelen-Check-up

1. Impuls: Was ist Ihnen heute besonders gut gelungen?

____

____

2. Impuls: In welcher Situation waren Sie heute besonders achtsam?

____

____

3. Impuls: Was haben Sie heute ganz bewusst für Ihre Bewegung getan?

4. Impuls: Was haben Sie heute ganz bewusst für Ihre Ernährung getan?

5. Impuls: Wann haben Sie heute ganz bewusst geatmet?

6. Impuls: Wann haben Sie sich heute ganz bewusst eine Auszeit gegönnt?

7. Impuls: Welchen positiven Gedanken nehmen Sie mit in die Nacht?

CHALLENGE der Woche:

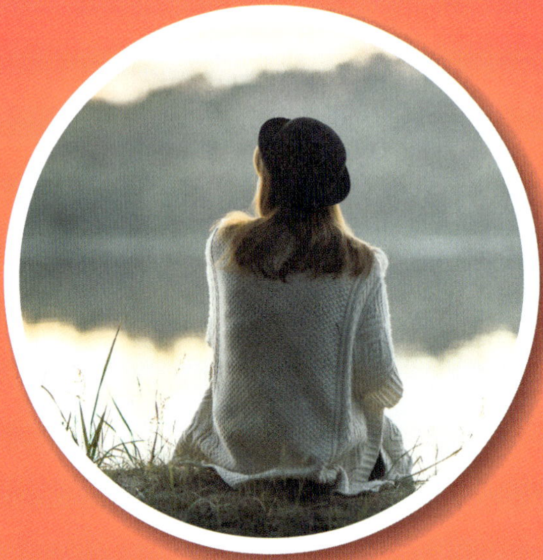

SCHWEIGEN SIE
einen Tag der Woche
5 STUNDEN LANG.
Kommunizieren Sie in der Zeit auch nicht über Handy oder E-Mail!

Woche 4

MONTAG

MORGEN	MITTAG	ABEND
› Warmes Wasser trinken › Warmes Frühstück › 15 Wiederholungen der »Spiegelübung« (siehe S. 76)	› Mittagessen › 30 Minuten Spaziergang oder leichtes Jogging	› Leichtes Abendessen › Vor dem Schlafengehen 10 Minuten den »Glücksatem« (siehe S. 70) praktizieren, gern zu Ihrer persönlichen Lieblingsmusik

Seelen-Check-up

1. Impuls: Was ist Ihnen heute besonders gut gelungen?

2. Impuls: In welcher Situation waren Sie heute besonders achtsam?

3. Impuls: Was haben Sie heute ganz bewusst für Ihre Bewegung getan?

4. Impuls: Was haben Sie heute ganz bewusst für Ihre Ernährung getan?

5. Impuls: Wann haben Sie heute ganz bewusst geatmet?

6. Impuls: Wann haben Sie sich heute ganz bewusst eine Auszeit gegönnt?

7. Impuls: Welchen positiven Gedanken nehmen Sie mit in die Nacht?

DIENSTAG

MORGEN	MITTAG	ABEND
› Warmes Wasser trinken › Warmes Frühstück › 15 Wiederholungen der »Spiegelübung« (siehe S. 76)	› Mittagessen › 30 Minuten Spaziergang oder leichtes Jogging	› Leichtes Abendessen › Vor dem Schlafengehen 10 Minuten den »Glücksatem« (siehe S. 70) praktizieren, gern zu Ihrer persönlichen Lieblingsmusik

Seelen-Check-up

1. Impuls: Was ist Ihnen heute besonders gut gelungen?

___

___

2. Impuls: In welcher Situation waren Sie heute besonders achtsam?

___

___

3. Impuls: Was haben Sie heute ganz bewusst für Ihre Bewegung getan?

4. Impuls: Was haben Sie heute ganz bewusst für Ihre Ernährung getan?

5. Impuls: Wann haben Sie heute ganz bewusst geatmet?

6. Impuls: Wann haben Sie sich heute ganz bewusst eine Auszeit gegönnt?

7. Impuls: Welchen positiven Gedanken nehmen Sie mit in die Nacht?

MITTWOCH – RUHETAG

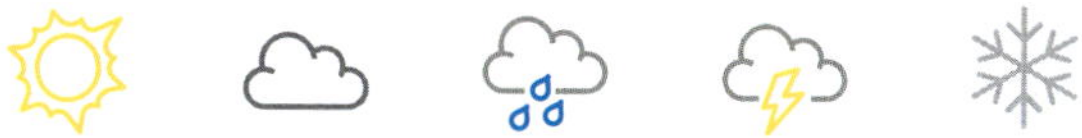

Machen Sie, worauf Sie Lust haben!
Heute wollen wir Ihnen nichts vorgeben, Sie können sich aber natürlich trotzdem an den sonstigen Tagesablauf halten.

Seelen-Check-up

1. Impuls: Wann haben Sie sich heute ganz bewusst ein Lächeln geschenkt?

____

____

2. Impuls: Was haben Sie sich heute ganz bewusst gegönnt?

____

____

3. Impuls: Welchen positiven Gedanken nehmen Sie mit in die Nacht?

____

____

DONNERSTAG

MORGEN	MITTAG	ABEND
› Warmes Wasser trinken › Warmes Frühstück › 20 Wiederholungen der »Spiegelübung« (siehe S. 76)	› Mittagessen › 30 Minuten Spaziergang oder leichtes Jogging	› Leichtes Abendessen › Vor dem Schlafengehen 10 Minuten den »Glücksatem« (siehe S. 70) praktizieren, gern zu Ihrer persönlichen Lieblingsmusik

Seelen-Check-up

1. Impuls: Was ist Ihnen heute besonders gut gelungen?

2. Impuls: In welcher Situation waren Sie heute besonders achtsam?

3. Impuls: Was haben Sie heute ganz bewusst für Ihre Bewegung getan?

4. Impuls: Was haben Sie heute ganz bewusst für Ihre Ernährung getan?

5. Impuls: Wann haben Sie heute ganz bewusst geatmet?

6. Impuls: Wann haben Sie sich heute ganz bewusst eine Auszeit gegönnt?

7. Impuls: Welchen positiven Gedanken nehmen Sie mit in die Nacht?

FREITAG

MORGEN	MITTAG	ABEND
› Warmes Wasser trinken › Warmes Frühstück › 25 Wiederholungen der »Spiegelübung« (siehe S. 76)	› Mittagessen › 30 Minuten Spaziergang oder leichtes Jogging	› Leichtes Abendessen › Vor dem Schlafengehen 10 Minuten den »Glücksatem« (siehe S. 70) praktizieren, gern zu Ihrer persönlichen Lieblingsmusik

Seelen-Check-up

1. Impuls: Was ist Ihnen heute besonders gut gelungen?

2. Impuls: In welcher Situation waren Sie heute besonders achtsam?

3. Impuls: Was haben Sie heute ganz bewusst für Ihre Bewegung getan?

4. Impuls: Was haben Sie heute ganz bewusst für Ihre Ernährung getan?

5. Impuls: Wann haben Sie heute ganz bewusst geatmet?

6. Impuls: Wann haben Sie sich heute ganz bewusst eine Auszeit gegönnt?

7. Impuls: Welchen positiven Gedanken nehmen Sie mit in die Nacht?

SAMSTAG

MORGEN	MITTAG	ABEND
› Warmes Wasser trinken › Warmes Frühstück › 30 Wiederholungen der »Spiegelübung« (siehe S. 76)	› Mittagessen › 60 Minuten Spaziergang oder leichtes Jogging	› Leichtes Abendessen › Vor dem Schlafengehen 15 Minuten den »Glücksatem« (siehe S. 70) praktizieren, gern zu Ihrer persönlichen Lieblingsmusik

Seelen-Check-up

1. Impuls: Was ist Ihnen heute besonders gut gelungen?

2. Impuls: In welcher Situation waren Sie heute besonders achtsam?

3. Impuls: Was haben Sie heute ganz bewusst für Ihre Bewegung getan?

4. Impuls: Was haben Sie heute ganz bewusst für Ihre Ernährung getan?

5. Impuls: Wann haben Sie heute ganz bewusst geatmet?

6. Impuls: Wann haben Sie sich heute ganz bewusst eine Auszeit gegönnt?

7. Impuls: Welchen positiven Gedanken nehmen Sie mit in die Nacht?

SONNTAG

MORGEN	MITTAG	ABEND
› Warmes Wasser trinken › Warmes Frühstück › 30 Wiederholungen der »Spiegelübung« (siehe S. 76)	› Mittagessen	› Leichtes Abendessen › Feuerritual

Seelen-Check-up

1. Impuls: Was ist Ihnen heute besonders gut gelungen?

2. Impuls: In welcher Situation waren Sie heute besonders achtsam?

3. Impuls: Was haben Sie heute ganz bewusst für Ihre Bewegung getan?

4. Impuls: Was haben Sie heute ganz bewusst für Ihre Ernährung getan?

5. Impuls: Wann haben Sie heute ganz bewusst geatmet?

6. Impuls: Wann haben Sie sich heute ganz bewusst eine Auszeit gegönnt?

7. Impuls: Welchen positiven Gedanken nehmen Sie mit in die Nacht?

CHALLENGE der Woche:

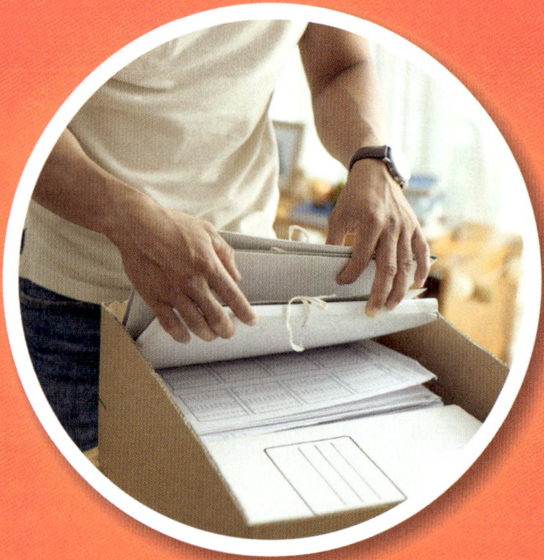

ERLEDIGEN SIE EINE AUFGABE,
vor der Sie sich schon
SEIT LÄNGEREM DRÜCKEN
(z. B. die Steuererklärung, den Keller ausmisten, neu tapezieren)!

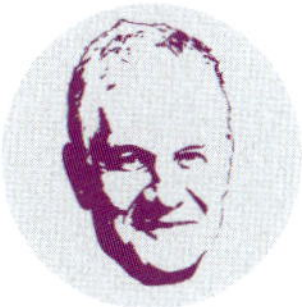

Denken, Fühlen, Handeln

Die Seele oder Psyche besteht aus verschiedenen Bereichen und Funktionen, die in ihrem Zusammenwirken wichtig für die seelische Gesundheit sind. Denken, Fühlen und Handeln sind die drei Basisfunktionen, aus denen sich alle anderen ableiten lassen: Konzentration, Erinnerung, Planung, Freude, Euphorie, Angst, Verzweiflung, Antrieb, Interesse, Motivation, Ambivalenz, Verlangsamung, Energie …

Als Therapeut und Psychiater zeige ich den Menschen auf, welche Bereiche bei ihnen gut ausgeprägt sind und bei welchen Übung und Training zu einer Verbesserung beitragen können. In diesem Prozess werden immer die Ressourcen gestärkt, die jeder Mensch hat. Deshalb ist es notwendig, einen individuellen, personalisierten Therapie- bzw. Trainingsplan zu entwickeln. Scheuen Sie sich nicht, falls Ihnen das mit unserem Personal Trainer nicht allein gelingt, professionelle Unterstützung in Anspruch zu nehmen. Es ist nie ein Zeichen von Schwäche, sondern von Stärke, erkennen zu können, was man benötigt, und selbst aktiv zu werden. Auch der Austausch mit Gleichgesinnten, beispielsweise auf unseren Glückstreffen, ist hierbei eine große Hilfe. Entwickeln Sie eine optimale Resilienz, indem Sie Denken, Fühlen und Handeln stärken und trainieren.

Resilienz auf Ayurvedisch

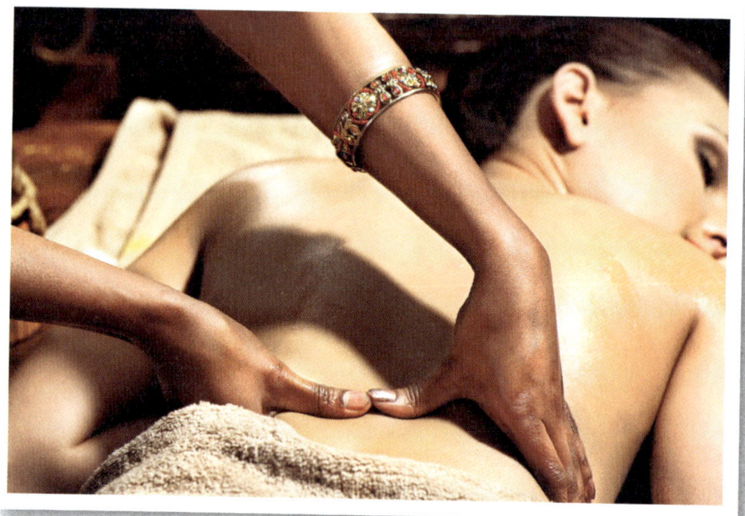

Wie sieht Ayurveda die Seele?

Beim Verständnis unseres Geistes, unserer Seele oder Psyche, hat mir Ayurveda extrem weitergeholfen – vor allem ein Bild, das ich Ihnen in Grundzügen erläutern will. Die Grundidee ist das Modell einer Zwiebel mit ihren verschiedenen Schichten.

Die erste, äußere Schicht entspricht den Sinnen und dem äußeren Bewusstsein. Kurz: allem, was wir sinnlich erfahren und erleben können, also hören, fühlen, schmecken, anfassen, sehen, riechen etc.

Die Schicht darunter entspricht dem, was wir unser Ego nennen. Diese Ebene bewertet, gewichtet, kategorisiert und sortiert alles, was wir auf der äußeren Schicht der Sinne gesammelt haben, in entsprechende Schubladen ein. Einfaches Beispiel: Sie riechen an einer Blume, das ist der rein physisch erfahrbare Vorgang (Schicht 1). Jetzt bewertet Ihr Ego, ob die Blume schön aussieht oder hässlich, gut oder unangenehm riecht (Schicht 2). Diese Schicht entspricht auch der Komfortzone, denn das Ego ist vor allem da ran interessiert, dass die Eindrücke so positiv und angenehm wie möglich sind. Und das heißt, sie arbeitet gemäß den erlernten und antrainierten Verhaltensmustern, Prägungen der Familie, Traditionen, Kultur etc. Solange das so ist, fühlt man sich sicher, kennt sich aus. Aber Wachstum und ein Vordringen auf die nächsten Ebenen ist schwierig bis unmöglich. Der Geist bleibt im Äußeren, ohne wirkliche Tiefe zu erreichen. Auf den beiden ersten Ebenen sind ca. 95% aller Menschen in Bezug auf ihr geistiges Potenzial unterwegs.

Bei der dritten Schicht wird es langsam spannend! Wir können diese Ebene als intuitive Vernunft oder tiefe Intelligenz beschreiben. Wir erleben sie vor allem in den Momenten, auf die wir ganz intuitiv mit Wohlbefinden und Entspannung reagieren. Zum Beispiel ein wunderschöner Sonnenuntergang am Meer, während jemand auf seiner Gitarre spielt. In solchen Augenblicken passiert etwas, was tiefer liegt als die reine sinnliche Erfahrung. Im Ayurveda arbeitet man besonders intensiv auf dieser Ebene, denn die vielfältigen ayurvedischen Methoden sprechen vor allem die Intuition und die innere Weisheit an. Wir können aber auch umgekehrt körperlich erfahren, wenn wir uns Dinge antun, gegen die wir eine spürbare »innere« Abneigung haben. Gerade in der Arbeitswelt und auch in Beziehungen ist das sehr verbreitet. Man arbeitet jahrelang in einem Job, auf den man tief drinnen gar keine Lust mehr hat und in dem man auch keinen Sinn erkennt. Oder man bleibt in einer Beziehung, von der die tiefere Intelligenz schon längst weiß, dass sie einem nicht guttut. Warum hört man nicht auf die »innere Stimme«? Das Problem an der Sache ist, dass die Stimme umso leiser wird, je tiefer man vordringt. Das ist, als stünde man in einer Großstadt an einer Hauptverkehrsstraße und wollte seinen Freund unten in der Metrostation rufen hören. Da muss man schon ganz genau hinhören.

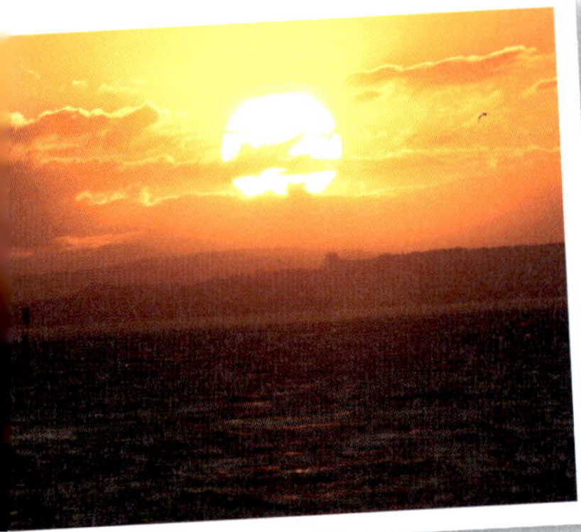

Die vierte und vorletzte Schicht können wir als tiefste innere und nichtpersonale Ebene beschreiben. Das kommt dem nahe, was die ayurvedische Psychologie mit Karma meint, also Erfahrungen und tiefe Prägungen, die wir in unsere Existenz mitgebracht haben und die unser Leben bereits vor der Geburt beeinflussen. In der hinduistischen Glaubenswelt gehören dazu auch Erfahrungen aus Vorleben. Wie auch immer Sie zum Thema Reinkarnation stehen, auf jeden Fall haben zumindest familiäre Prägungen einen elementaren Einfluss auf die eigene Existenz: Welche Werte werden innerhalb einer Familie gelebt, welcher Umgang wird untereinander gepflegt, in welchem körperlichen und seelischen Zustand waren Vater und Mutter zum Zeitpunkt der Zeugung? Mittlerweile wurde beispielsweise nachgewiesen, dass in Familien, in denen über mehrere Generationen Depressionen vorliegen, Veränderungen am Genom eintreten. Vor diesem Hintergrund ist auch verständlich, dass man im Ayurveda dem Thema Zeugung und Kinderwunsch höchste Aufmerksamkeit schenkt. Denn im Moment der Zeugung entsteht das, was man »Urnatur« oder »erste Schöpfung« nennt. Dieser Zustand ist unumkehrbar, alle Prägungen, Emotionen, körperlichen und seelischen Grundvoraussetzungen, die in diesem Moment weitergegeben werden, bleiben ein ganzes Leben lang erhalten und werden auch wieder an die nächste Generation weitergegeben.

Kommen wir zum Kern, zur letzten und fünften Schicht. Das Innerste ist die Seele selbst. Bei der Beschreibung der Seele stößt unsere Rhetorik an ihre Grenzen. Man kann sie als höchstes Selbst, Göttlichkeit oder tiefste Essenz beschreiben. Für mich selbst ist die Seele der tiefste Kern der Verbundenheit, eine göttliche Essenz, die mich mit allem um mich herum verbindet. Man spürt diesen Kern ganz besonders in extremen Situationen. Ich kann mich an ein paar Begebenheiten während meiner Zivildienstzeit erinnern, die mich in besonderer Weise diese Verbindung haben erleben lassen. Einmal wurde ich in das Zimmer einer älteren Dame geschickt, um sie zu füttern, weil sie körperlich und geistig dazu nicht mehr in der Lage war. Dieser Moment hat mich durch alle Schichten geführt. Schicht 1: Ich betrete ein Zimmer einer unbekannten Person, meine Sinne nehmen Gerüche, Atmosphäre und eine andere Person wahr. Schicht 2: Meine Bewertungen, Emotionen und Kategorisierungen kommen zum Tragen: Die arme, alte Frau kann sich nicht helfen und tut mir leid. Schicht 3: Eine tiefere Intelligenz erzeugt in mir die Stimmung, dass es sich gut anfühlt und Sinn ergibt. Schicht 4: Meine christlich-spirituellen Werte durch meine Erziehung und die Prägung durch meine Eltern und meine Familie haben meinen Weg hierher geführt. Schicht 5: In einer sehr ungewohnten Situation, mit einem komplett unbekannten Menschen, schimmert auch ohne verbale Kommunikation etwas Größeres durch, wodurch ein tiefes und nicht beschreibbares Gefühl von Verbundenheit und Einheit entsteht.

Ein elementarer Unterschied zur westlichen Psychotherapie besteht darin, dass man im Ayurveda davon ausgeht, dass die Seele unverletzlich ist. Seelische Gesundheit resultiert aus dem Ausgleich von Störungen und Verletzungen auf den Schichten darüber. Ich finde, das ist eine extrem gute Nachricht. Denn das bedeutet, dass eine Genesung der Seele immer möglich ist. In Europa sehen wir die Seele hingegen als etwas Verletzliches und denken, wenn sie ein Trauma erlitten hat, müsse man damit leben. Therapeutisch wird versucht, die Störung, so weit es geht, in den Griff zu bekommen, aber nicht, sie zu heilen.

Die Seele ist unverletzlich.

Im Ayurveda ist man aus dem Bewusstsein der Unverletzlichkeit der Seele heraus bestrebt, die Blockaden in den darüberliegenden Schichten zu lösen. Dazu arbeitet sich der Therapeut ganz bewusst von außen nach innen vor, wobei die Grenzen natürlich fließend sind.

Auf den ersten beiden Ebenen arbeitet man vor allem über die Sinne, also mit Farben, Tönen, Düften, Klängen, Ernährung, Yoga, körperlichen Aktivitäten etc. Man nutzt ganz bewusst das sinnliche Erleben, um an die dritte Schicht heranzukommen. Denn durch das Tun tritt man wieder in Verbindung mit der Schöpfung, der Natur und den Mitmenschen. Dadurch stellt man auch den Konktakt mit seiner inneren, zeitlosen Intuition her. Besteht wieder Zugang zur inneren Intelligenz, kann man einen Schritt weiter gehen und über intensive spirituelle Arbeit wie Meditation, Mantra-Therapie, Gebete und Austausch mit Menschen, die diesen Weg schon gegangen sind, Traumata lösen und zu seiner wahren Natur gelangen.

Ein ganz zentraler Aspekt ist das Handeln. Ähnlich wie der Körper einen Impuls braucht, um Prozesse in Gang zu bringen – zum Beispiel Wechselduschen oder Bewegung –, braucht auch die Seele einen Anstoß, um in die Heilung zu gehen.

Es liegt im tiefsten Sinne der Natur des Menschen, heil und gesund zu sein.

Ayurveda – Was ist das überhaupt, und wie funktioniert es?

Die Grundidee von Matthias ist ja, dass man seelische Widerstandsfähigkeit wie einen Muskel trainieren kann. Jetzt schlägt die große Stunde des Ayurveda mit seiner über 7000-jährigen Geschichte. Denn gerade im Bereich der psychischen Gesundheitsvorsorge kann man im Ayurveda auf einen riesigen praktischen Erfahrungsschatz zurückgreifen. Erschöpfung, Burn-out, Angststörungen und Depressionen sind ja keine Erscheinungen der Neuzeit, auch das Ayurveda hat sie schon immer behandelt.

Das Thema Psyche ist zweifelsohne komplex und deshalb auch schwer zu bearbeiten. Aber genau wie auf körperlicher Ebene bietet Ayurveda im Bereich der Seele spannende ganzheitliche Ansätze, denn es betrachtet den Menschen immer als eine Einheit von Körper, Seele und Geist.

Ayurveda bedeutet wörtlich übersetzt »die Wissenschaft vom Leben«. Es ist ein Teil der »vedischen Wissenschaft«, deren Grundlage die vedischen Schriften sind. Durch die Verbreitung der vedischen Kultur gelangte Ayurveda im Osten bis nach Indonesien und im Westen bis nach Griechenland. Es wurde zur Grundlage für traditionelle Heilsysteme in Tibet, Sri Lanka und anderen buddhistischen Ländern und beeinflusste auch die chinesische Medizin. Der größte Teil des uns heute bekannten ayurvedischen Wissens stammt von Charaka, einem berühmten ayurvedischen Arzt. Seine Schüler sammelten nach seinem Tod sein Wissen und schrieben es in drei Büchern nieder. Diese Bücher nennt man »Samhita« (»Schriftensammlung«). Sie sind in Sanskrit abgefasst, der Gelehrtensprache des alten Indiens.

»Ayurveda ist das Wissen darüber, was angemessen und unangemessen ist, welche Lebensbedingungen glücklich oder traurig sind, was sich günstig oder ungünstig im Hinblick auf ein langes Leben auswirkt, und es ist auch das Maß des Lebens selbst.«

Charaka Samhita I, 41

Damit ist gemeint: Ayurveda unterscheidet zwischen den Dingen, die dem Leben förderlich sind, und den Dingen, die dem Leben schaden. Dies bezieht sich auf die Lebensweise des Menschen, seine Ernährung und sein Verhalten.

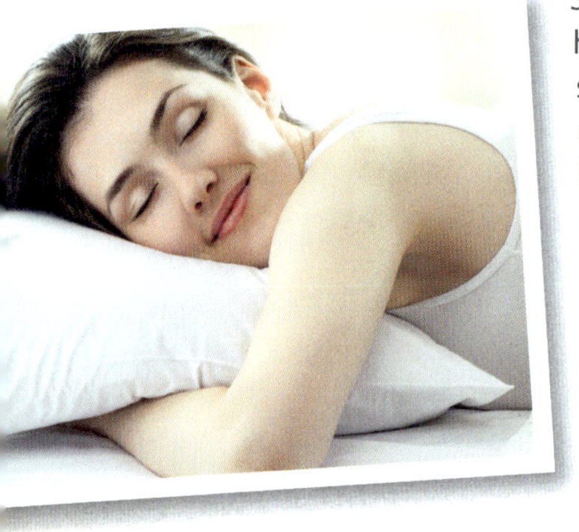

Schläft ein Mensch beispielsweise dauerhaft zu wenig, wird dies seinem Leben und seiner Gesundheit nicht förderlich sein. Isst er ständig zu viel, zu fett und trinkt viel Alkohol, wird dies seinem Leben ebenfalls nicht förderlich sein, so steht es auch mit anhaltend zu viel Stress. Es ist dann nur eine Frage der Zeit, wie schnell er erkrankt.

Gestatten: drei Typen namens Doshas

Im Ayurveda wird davon ausgegangen, dass es drei grundlegende Energien in unserem Körper gibt: die Doshas. Diese werden oft als »Bioenergien« oder »Konstitutionstypen« übersetzt. Sind die Bioenergien oder Doshas aus dem Gleichgewicht geraten, entsteht ein Ungleichgewicht im Körper, das eine Krankheit oder eine Vorstufe von Krankheit nach sich zieht.

Die drei Doshas sind Vata, Pitta und Kapha. Den Elementen Luft und Äther ist das Dosha Vata (»das, was die Dinge bewegt«) zugeordnet. Damit sind alle Bewegungen im Organismus, z.B. Atmung, Herzschlag, Darmtätigkeit, gemeint, auch die mentale oder geistige Balance des Menschen. Ohne Vata-Anteile ist menschliches Leben nicht möglich.

Pitta (»Das, was die Dinge verdaut«) ist den Elementen Wasser und Feuer zugeordnet. Damit sind jegliche Stoffwechselvorgänge im Organismus gemeint und die mentale Verdauung bzw. die geistige Verarbeitung aller aufgenommenen Informationen.

Den Elementen Erde und Wasser ist Kapha (»Das, was die Dinge zusammenhält«) zugeordnet. Kapha sorgt für Substanz, d.h. es bildet den größten Teil unseres Körpergewebes sowie der Flüssigkeit zwischen den Gelenken und Organen.

Jedem Dosha werden spezielle Eigenschaften zugeschrieben. Nachfolgend finden Sie einen tabellarischen Überblick. Alle drei Doshas sind in unterschiedlicher Verteilung in jedem Menschen enthalten, aber anhand der Stichpunkte bekommen Sie vielleicht schon eine Ahnung, von welchem Dosha Sie dominiert werden.

VATA

Es ist das wichtigste der drei Doshas. Vata-Störungen haben meist ernsthaftere Folgen als die der beiden anderen Doshas.

Eigenschaft	Auswirkung
trocken	Vata-dominierte Menschen haben oft eine trockene Haut, trockene Lippen, trockene Schleimhäute und neigen zu Verstopfung (Trockenheit im Dickdarm).
kalt	Vata-dominierten Menschen ist es schnell kalt, sie haben oft eiskalte Hände und Füße und fühlen sich im Winter gar nicht wohl.
leicht	Vata-dominierten Menschen fällt es leicht, sich Dinge zu merken, leider vergessen sie diese auch schnell wieder. Sie haben ein gutes Kurzzeitgedächtnis.
feinstofflich	Das ätherische Element spiegelt sich in einem Interesse für Esoterik wider.
beweglich/ antreibend	Vata-dominierte Menschen bewegen sich sehr gern. Sie sind oft ruhelos und rastlos und können nur schwer stillhalten. Auch ihre Sprache ist schnell, oft sogar hektisch.
rau	Die raue Eigenschaft zeigt sich an der Haut, den Nägeln, den Lippen und den Fußsohlen.
klar	Vata-dominierte Menschen haben oft klare Visionen. Aber auch ihre Ausscheidungen sind hier gemeint, z. B. der klare Nasenschleim bei Schnupfen.

Körperregionen:

Vata befindet sich im Dickdarm, in der Taille, den Hüften, den Ohren, den Knochen und in den Tastkörperchen der Haut.

Tageszeiten:

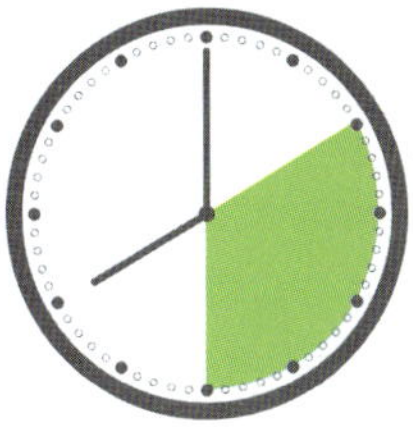

Das Vata-Dosha erhöht sich am Tag von 14 bis 18 Uhr und nachts zwischen 2 und 6 Uhr. Vata-dominierten Menschen tut es gut, zwischen 14 und 18 Uhr einen kleinen salzigen Snack zu essen. Klagt ein Mensch über Schlaflosigkeit in der Nacht zwischen 2 und 6 Uhr, so sollte auf eine Vata-Störung geprüft werden.

Lebensalter:

Die Vata-Lebensphase ist das Alter, bei Frauen beginnt die Vata-Zeit sehr oft mit der Menopause. Im Alter rücken bei vielen Menschen Erkrankungen und Schmerzen in den Vordergrund. Schmerz, Schlaflosigkeit, Angst und Kummer sind Eigenschaften von Vata.

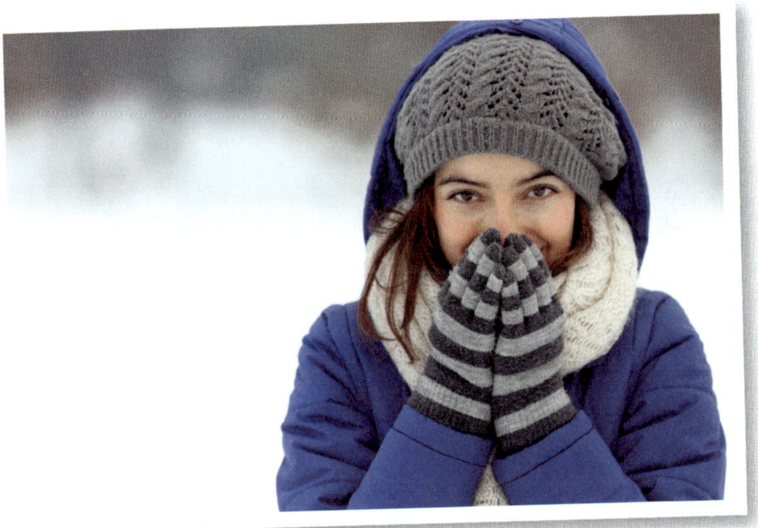

PITTA

Eigenschaft	Auswirkung
leicht ölig	Bei Pitta-dominierten Menschen ist die Haut leicht ölig. Sie müssen sich kaum eincremen. Auch die Haare und die Schleimhäute haben diese Eigenschaft.
heiß/erhitzend	Pitta-dominierten Menschen ist schnell warm. Sie vertragen direkte Sonneneinstrahlung nicht gut. Auch im Winter brauchen sie es nicht besonders warm.
durch-dringend/ scharf	Pitta-dominierte Menschen verfügen meist über einen scharfen Verstand. Doch auch ihr Körpergeruch kann scharf und durchdringend sein.
flüssig	Pitta-dominierte Menschen schwitzen leicht. Ihr Schweiß ist flüssig und nicht klebrig.
sauer	Pitta-dominierte Menschen mögen saure Speisen sowie scharfe und salzige. Ihr Körpergeruch kann säuerlich sein.
beweglich	Pitta-dominierte Menschen bewegen sich gern. Sie sind meist keine guten Verlierer im Sport. Bei Bewegungsmangel gerät das Pitta leicht ins Ungleichgewicht.
leicht	Menschen, die von Pitta dominiert werden, begreifen schnell. Sie können sich leicht entscheiden.

Körperregionen:

Pitta befindet sich im Dünndarm, in den Augen und der Verdauungskraft.

Tageszeiten:

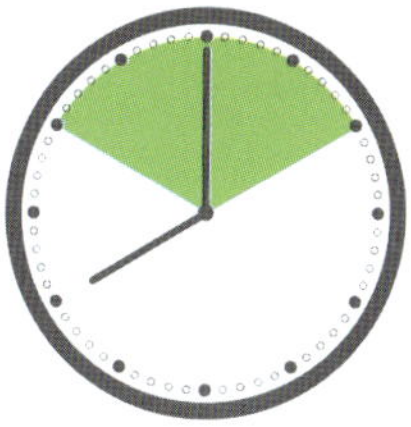

Das Pitta-Dosha ist am Tag von 10 bis 14 Uhr und in der Nacht von 22 bis 2 Uhr erhöht. In der Mittagszeit ist die Verdauungskraft bei allen Menschen am höchsten. Deshalb sollte dann die Hauptmahlzeit des Tages eingenommen werden. Die Pitta-Zeit in der Nacht ist eine Zeit, in der es oft gelingt, noch einmal richtig munter zu werden. Viele Menschen kennen das: Bis 22 Uhr hat man sich mühsam wach gehalten, und danach ist man auf einmal wieder munter.

Lebensalter:

Ab der Pubertät bis Ende 40 bzw. Mitte 50 rückt Pitta in den Vordergrund. Dies ist die Sturm- und Drangzeit des Menschen, das Erwachsenwerden. Der berufliche Weg und auch die Gründung einer Familie fallen in diese Zeit.

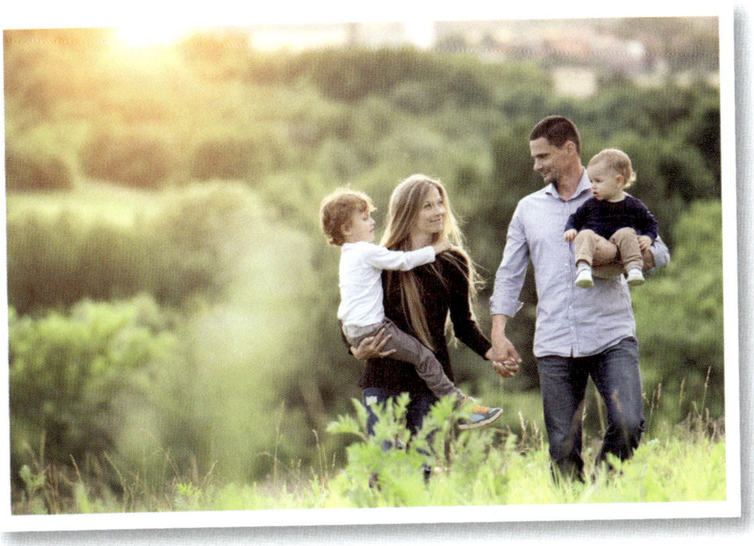

KAPHA

Eigenschaft	Auswirkung
schwer	Das Prinzip der Schwere ist in Kapha-dominierten Menschen vorhanden. Oft tun sie sich schwer mit Entscheidungen.
kühlend/kalt	Sie sind nicht so kälteempfindlich wie Vata. Die Haut ist oft kühl, ohne dass ihnen kalt ist.
weich/glatt	Die Haut von Kapha-dominierten Menschen ist weich und glatt und erinnert oft an Pfirsichhaut.
langsam/träge	Kapha-dominierte Menschen genießen es, alles etwas langsamer angehen zu lassen. Sie verabscheuen Hektik. Das träge Prinzip führt dazu, dass sie sich oft nicht aufraffen können, besonders zu sportlichen Aktivitäten.
stabil/statisch/ unbeweglich	Kapha-dominierte Menschen sind in ihrer Meinung sehr stabil und gewissenhaft, oft auch unbeweglich und unflexibel. Für Neuerungen sind sie nicht unbedingt zu haben, aber sie sind absolut zuverlässig.
schleimig	Sie neigen zu Erkrankungen mit Verschleimungen. Das schleimige Prinzip findet sich in Form der Gelenkschmiere, die eine reibungslose Bewegung ermöglicht.
ölig	Die Haut und auch die Haare von Kapha-dominierten Menschen sind eher fettig.

Körperregionen:

Kapha befindet sich durch seine Aufgabe der Schmierung der Gelenke und inneren Organe im ganzen Körper, der Hauptsitz ist der Brustkorb.

Tageszeiten:

Die Kapha-Tageszeit ist morgens von 6 bis 10 Uhr und am Abend von 18 bis 22 Uhr. Schläft man morgens zu lange – also bis in die Kapha-Zeit hinein –, ist man oftmals den ganzen Tag träge und kommt nicht so richtig in Gang. Was man abends in der Kapha-Zeit isst, liegt schwerer im Bauch als zur Mittagsstunde Gegessenes. Die Verdauung ist um diese Zeit träge.

Lebensalter:

In der Kindheit ist Kapha ausgeprägt. Hier stehen Wachsen und Gedeihen – Essen und Schlafen – im Vordergrund.

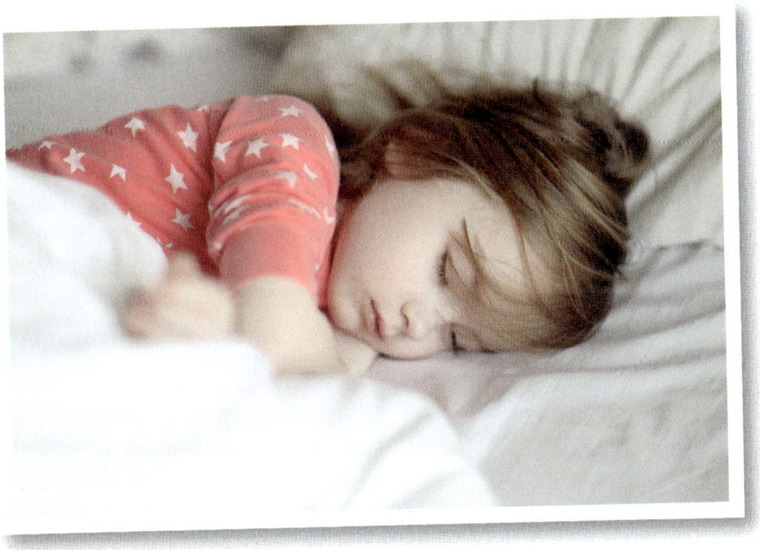

Stress löst bei den unterschiedlich dominierten Menschen verschiedene körperliche und geistige Reaktionen aus. Darüber können Sie feststellen, ob bei Ihnen ein Dosha aus der Balance geraten ist. Im Anschluss zeige ich Ihnen Möglichkeiten auf, solch ein Ungleichgewicht wieder ins Lot zu bringen.

Dosha	Wie Stress auf die Seele wirkt	Wie Stress auf den Körper wirkt
Vata	ängstlich, nervös, furchtsam, aufgeregt, besorgt, unentschlossen	extreme Trockenheit, Falten auf der Stirn, farbloses und trockenes Ekzem, Psoriasis, Kopfschuppen, brüchige und abgekaute oder tief gerillte Fingernägel, eingerissene Haut an Lippen, Händen und Füßen, Haarspliss, Verstopfung, Blähungen, Nervenschmerzen, allgemeines Unwohlsein, Epilepsie, Nierenprobleme, aufgedunsener Körper, Zittern
Pitta	übermäßig aggressiv, böse, frustriert, verärgert, voller Zorn, kritisch	weiße Hautflecken, Allergien, brennende Augen und Füße, Akne rosacea, Kontaktdermatitis, gebrochene Kapillaren, brennendes Ekzem, Röte, starkes Schwitzen, horizontale Kerben in den Nägeln, Übersäuerung, fiebrige und entzündliche Erkrankungen, Blutungstendenz, Bluthochdruck, Magengeschwüre
Kapha	negativ denkend, depressiv, lethargisch, besitzergreifend, unfähig, loszulassen	stark ölige Haut, zystische Akne und andere zystische Zustände einschließlich faserartige Tumore, fahler Teint, schlaffe Haut, Doppelkinn, verschwollene Augen, Ödeme, starkes Schwitzen, nässendes oder juckendes Ekzem, geschwollene Füße und Knöchel, Gewichtszunahme, Beulen an den Nagelspitzen (sogenannte »Papageienschnäbel«), Asthma, Erkältungen, Husten, koronare Herzkrankheiten, Diabetes, Blasensteine

Was Sie gegen Stress tun können

Wenn wir uns ansehen, wo im Körper sich Symptome zeigen, können wir darauf schließen, welche emotionalen und auch körperlichen Faktoren das Dosha-Ungleichgewicht bewirkt haben. Emotionen beeinflussen den Körper auf vielerlei Wegen und rufen charakteristische Veränderungen hervor. Angst resultiert beispielsweise aus einem Vata-Ungleichgewicht und stimuliert die Produktion antidiuretischer Hormone, die die Nierenfunktion beeinflussen. Die Folge ist eine Austrocknung im ganzen Körper und der Stillstand der Verdauungssäfte. Der trockene Mund, ein klassisches Symptom der Angst, ist ein unmittelbares und offensichtliches Zeichen hierfür. Weniger offensichtlich ist die im Dickdarm bewirkte Verstopfung. Das Auftreten trockener Haut an der Stirn deutet nicht immer auf ein Dickdarmproblem und ein Vata-Ungleichgewicht hin, sondern zeigt uns auch tiefe Gefühle wie Angst, Sorge oder Furcht als eine mögliche Ursache an.

Wut und Zorn sind Emotionen von Pitta und wirken sich ebenfalls körperlich aus, beispielsweise als Bluthochdruck, Sodbrennen oder Magengeschwür.

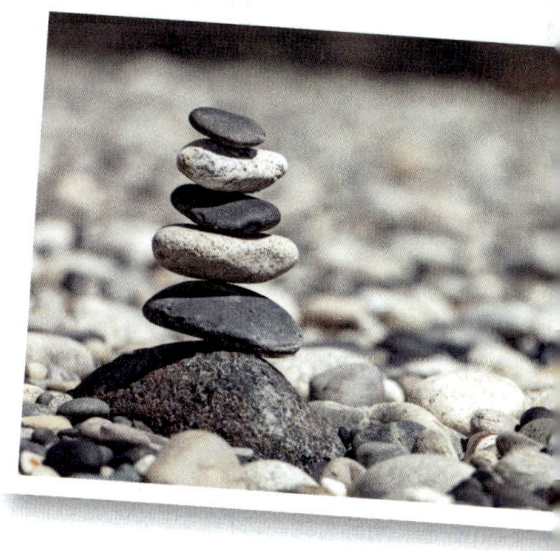

Trägheit kann ein emotionaler Zustand von Kapha sein und wirkt sich unter Umständen in Form eines erniedrigten Blutdrucks aus.

Wenn Sie nun wissen, welches Dosha ausgeglichen werden muss, können Sie das durch bestimmte Verhaltensweisen, die sich leicht in das tägliche Leben integrieren lassen, die entsprechende Stimulierung Ihrer Sinne sowie durch die Verwendung geeigneter Lebensmittel tun. Denn, wie gesagt, behandeln wir im Ayurveda die äußeren Schichten, um den Kern zu heilen. Im Folgenden habe ich Ihnen zu jedem Dosha verschiedene Möglichkeiten zusammengestellt, wie Sie selbst tätig werden können. Wenn Sie noch tiefer gehen möchten, können Sie bei einem ayurvedischen Arzt oder Heilpraktiker zusätzlich Behandlungen mit verschiedenen Kräutertabletten und therapeutischen Ölanwendungen verordnet bekommen.

VATA

Klang: Lauschen Sie den Geräuschen fließenden Wassers oder den Wellen des Ozeans. Hören Sie sanfte Musik mit tiefen Tönen, z. B. Flöte, Violine, Sitar oder rhythmisches Trommeln.

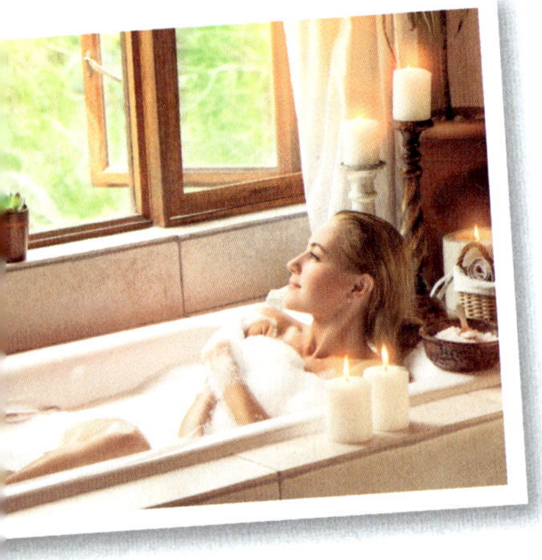

Duft: süß, mild; warme Düfte wie Geranie, Champa, Zitrone, Neroli, Muskatnuss, Zimt. Nehmen Sie warme Bäder mit aromatischen Ölen von Neroli, Zitrone oder Geranie.

Berührung: Massieren Sie sich selbst, oder lassen Sie sich sanft mit erhitzenden Ölen auf der Basis von Sesamöl massieren, besonders Kopfhaut und Füße.

Farben: Weiß, Gelb, Violett, Blau, Dunkelrot; warme Farben. Tragen Sie Kleidung in diesen Farben, goldenen Schmuck und exotische Parfums.

Geschmack: süß, sauer, salzig

Aktivitäten:

- Schauen Sie der aufgehenden Sonne zu.
- Sorgen Sie für leichte körperliche Bewegung, oder praktizieren Sie Yoga.
- Nehmen Sie sich täglich Zeit fürs Meditieren sowie stilles Sitzen, und achten Sie auf Ihren Atem.

Ernährung: Wenn Sie Vata ausgleichen wollen, essen Sie Lebensmittel, die den Geschmacksrichtungen süß, sauer und salzig zugeordnet werden, und meiden Sie scharfe, bittere und zusammenziehende Zutaten. Verwenden Sie möglichst viele Lebensmittel aus der Ja-Spalte und nicht so viele aus der Nein-Spalte.

Nahrungsmittel	Ja	Nein
Für die Mahlzeiten gilt grundsätzlich:	warm und schwer, gekochte Mahlzeiten, feste Essenszeiten einhalten, täglich 6–7 Gläser Wasser trinken	kaltes und rohes Essen, Salate, Eiscreme
Gemüse	Spargel, Rote Bete, gekochter Kohl und Blumenkohl, Karotte, Koriander, Gurke, Fenchel, Knoblauch, grüne Bohne, grüne Chili, Meerrettich, Lauch, schwarze Olive, gekochte Zwiebel, Pastinake, gekochte Erbse, Süßkartoffel, Kürbis, gekochter Spinat, Tomate, Brunnenkresse, Zucchini	Artischocke, Brokkoli, Rosenkohl, roher Kohl und Blumenkohl, Sellerie, frischer Mais, Löwenzahnblatt, Aubergine, Grünkohl, Kohlrabi, Kopfsalat, Pilz, grüne Olive, rohe Zwiebel, Rettich, Spaghetti-Kürbis, Sprossen, rohe Tomate, Weizengras
Früchte	süßer Apfel, Aprikose, Avocado, Beeren, Kirsche, Kokosnuss, frische Dattel, Feige, blaue Weintraube, Kiwi, Zitrone, Mango, Melone, süße Orange, Papaya, Pfirsich, Ananas, süße Pflaume, Rosine, Rhabarber, Erdbeere	Trockenfrüchte, getrocknete Dattel und Feige, Backpflaume, Birne, Granatapfel, Wassermelone
Getreide (-produkte)	Amarant, Weizenmehl, gekochter Hafer, Quinoa, Reis, Seitan (Weizenprodukt), Sprossenbrot (»Essenerbrot«), Dinkel, Pfannkuchen	Gerste, Hefebrot, Buchweizen, Haferflocken, Mais und Maischips, Couscous, Cracker, Hirse, Haferkleie, Müsli, Polenta, Roggen, Dinkel, Weizenkleie

Nahrungsmittel	Ja	Nein
Hülsenfrüchte	rote Linse, Miso, Mungobohne, Mung Dal, Sojakäse, Sojawürstchen, Toor Dal, Urad Dal, Tofu	Azukibohne, schwarze Bohne, Kichererbse
Milchprodukte	Die meisten Milchprodukte sind gut: Butter, Buttermilch, Käse, Sauerrahm, Hüttenkäse, warme Ziegenmilch, Joghurt (verdünnt und gewürzt)	Hartkäse, einfacher Joghurt, Eiscreme
Fleisch	Rindfleisch, Büffel, Huhn, Ente, Ei, Süß- oder Salzwasserfisch, Lachs, Sardine, Meeresfrüchte, Krabbe, Thunfisch, dunkle Pute, Lamm, Krebs, Auster, Forelle	weißes Huhn, Schwein, Hase, Wildbret, weiße Pute
Gewürze und weitere Zutaten	schwarzer Pfeffer, Chutney, Korianderblätter, Rotalge, Gomasio, Hijiki-Alge, Seetang, Ketchup, Kombu (Meeresgemüse), Zitrone, Limette, Mayonnaise, Senf, Pickles, Salz, Schalotte, Sojasoße, Tamarinde, Essig	roher Meerrettich, Kümmel
Nüsse und Samen	alle Arten von Nüssen, jedoch nur in kleinen Mengen (etwa 10 Nüsse), Flachssamen, Halva, Flohsamen, Kürbiskerne, Sesam, Tahin, Sonnenblumenkerne	Popcorn

Nahrungsmittel	Ja	Nein
Öle	Sesamöl, Ghee, Olivenöl, die meisten anderen Öle	Flachsöl
Süßungsmittel	Gerstenmalz, Fruchtzucker, Fruchtsäfte, Ahornsirup, Reissirup, Honig, Jaggery, Melasse	weißer Zucker
Getränke	Mandeldrink, Apfelwein, Aprikosensaft, gelegentlich Bier, Beeren- und Karottensaft, Kirschsaft, Getreidekaffee, Grapefruitsaft, Limonade, Mangosaft, Misosuppe, Orangen- und Papayasaft, Pfirsichnektar, Ananassaft, Reisdrink, saure Säfte, gelegentlich Wein, alle Gewürztees	Apfelsaft, schwarzer Tee, koffeinhaltige Getränke, Kaffee, kalte Getränke aus Milchprodukten, Preiselbeersaft, Eistee, gekühlte und kalte Getränke, Gemüsemischsäfte, Birnensaft, Granatapfelsaft, Pflaumensaft, Sojadrink, Tomatensaft, Gemüsebrühe
Nahrungsergänzungsmittel	Aloe-vera-Saft, Kalzium, Magnesium, Zink, Spirulina, blaugrüne Algen, Aminosäuren, Bienen pollen, Gelee royal, Eisen, Vitamine A, B, B 12, C, D, E	Brauereihefe

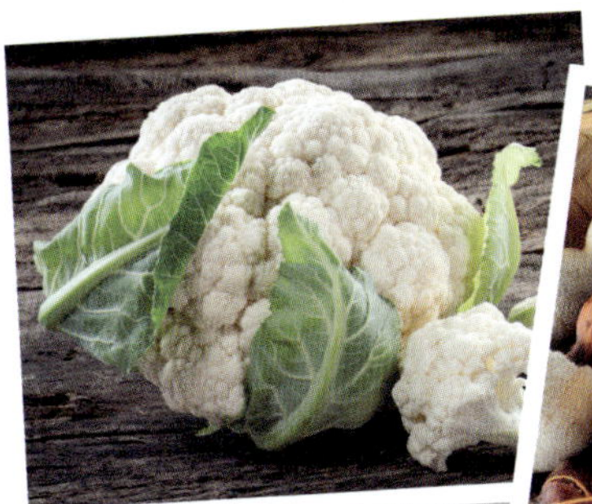
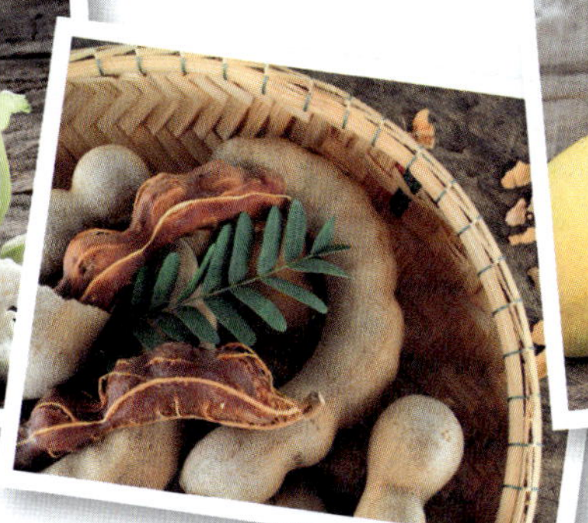
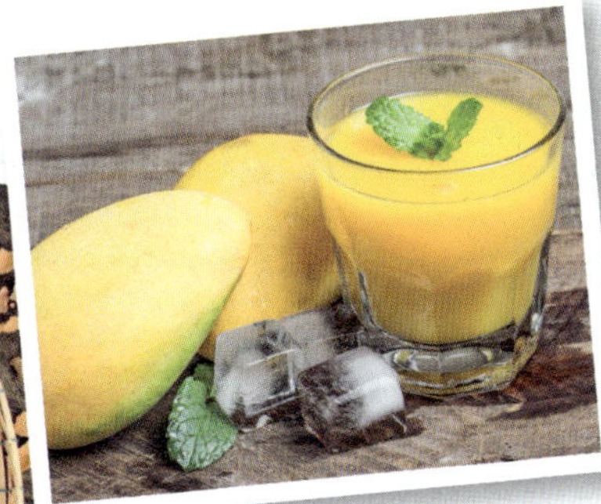

PITTA

Klang: Hören Sie sanfte Musik mit mittleren Tönen, z. B. Flöte.

Duft: kühle Düfte wie Sandelholz, Rose, Jasmin, Kardamom, Fenchel, Vetiver. Nehmen Sie ein kaltes Bad mit aromatischen Ölen von Rose oder Sandelholz.

Berührung: Massieren Sie sich selbst, oder lassen Sie sich mäßig stark mit süßen, kühlenden Kräuterölen auf der Basis von Sonnenblumenöl massieren.

Farben: sanfte Pastellfarben wie Pink, Rosa, Grün, Blau; kühle Farben. Tragen Sie sanftes Blau, grüne Kleidung oder silbernen Schmuck.

Geschmack: süß, bitter, zusammenziehend

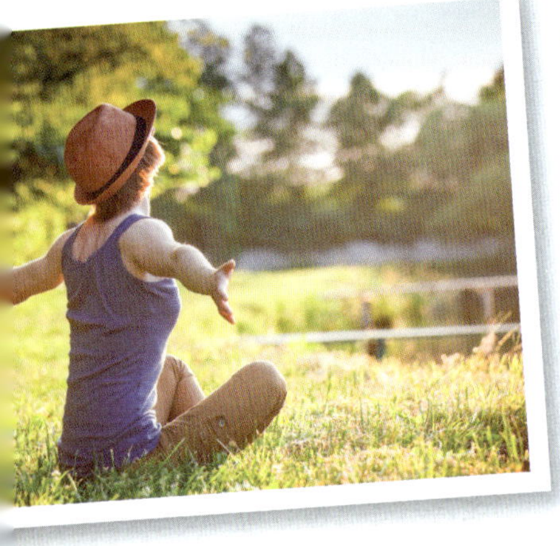

Aktivitäten:

- Beobachten Sie die Natur.
- Hören Sie auf Ihre innere Stimme.
- Schauen Sie sich schöne Kunst an.

Ernährung: Wenn Sie Pitta ausgleichen wollen, essen Sie Lebensmittel, die den Geschmacksrichtungen süß, bitter und zusammenziehend zugeordnet werden, und meiden Sie saure, salzige und scharfe Zutaten. Verwenden Sie möglichst viele Lebensmittel aus der Ja-Spalte und nicht so viele aus der Nein-Spalte.

Nahrungsmittel	Ja	Nein
Für die Mahlzeiten gilt grundsätzlich:	kaltes, schweres Essen, regelmäßiges Trinken von Wasser	salzige, scharfe, würzige und ölige Speisen, saure Früchte, Joghurt, Tomaten, Essig
Gemüse	Sprossen, Kohl, gekochte Karotte, Blumenkohl, Sellerie, Koriander, Artischocke, Spargel, Rüben, Brokkoli, Rosenkohl, Löwenzahnblatt, Fenchel, grüne Bohne, Grünkohl, gekochter Lauch, Kopfsalat, Pilze, Okraschote, Petersilie, Pastinake, Erbse, Süßkartoffel, Kürbis, gekochter Rettich, gekochter Spinat, Sprossen, gepresstes Weizengras, Zucchini	roher, scharfer Kohl, rohe Karotten, frischer Mais, roher Rettich, Aubergine, Knoblauch, grüne Chilischote, Meerrettich, grüne Olive, rohe Zwiebel, roher Spinat, Tomate
Früchte	süße Früchte, Apfel, Aprikose, Avocado, Beeren, Kirsche, Kokosnuss, Dattel, Feige, rote und blaue Weintraube, Mango, Melone, süße Orange, Birne, Ananas, Pflaume, Granatapfel, Backpflaume, Rosine, Wassermelone	saure Früchte, Banane, Preiselbeere, Grapefruit, grüne Weintraube, Papaya, Pfirsich, Erdbeere, Tamarinde
Getreide (-produkte)	Amarant, Gerste, trockene Getreideflocken, Weizenmehl, Haferkleie, Nudeln, Basmatireis, Tapioka, Weizenkleie	Hefezüchtungen, Buchweizen, Getreide, Hirse, brauner Reis, Roggen

Nahrungsmittel	Ja	Nein
Hülsenfrüchte	Azukibohne, schwarze Bohne, Kichererbse, Kidneybohne, braune und rote Linse, Limabohne, Mungbohne, Soja, Tofu, weiße Bohne	Miso, Toor Dal, Urad Dhal
Milchprodukte	ungesalzene Butter, Käse, Hüttenkäse, Kuhmilch, Ghee, Sojamilch	Buttermilch, Hartkäse, saure Sahne, gefrorener Joghurt oder Joghurt mit Früchten
Fleisch	weißes Hühnerfleisch, Eiweiß, Süßwasserfisch, Pute, Krabbe, Wildbret	Ente, Eigelb, Seefisch, Lamm, Lachs, Sardine, Thunfisch
Gewürze und weitere Zutaten	süße Chutneys, Korianderblätter, Limette, schwarzer Pfeffer, Kardamom, Zimt, Koriander, Cumin, Dill, Fenchel, frischer Ingwer, Minze, Neemblätter, Orangenschale, Petersilie, Pfefferminze, Safran, grüne Minze, Gelbwurz, Vanille	Chilipfeffer, Ajvar, Mandelextrakt, Asafoetida, Basilikum, Lorbeerblätter, Kümmel, Cayennepfeffer, Gewürznelke, Knoblauch, getrockneter Ingwer, Seetang, Ketchup, Limette- und Mangopickles, Schalotte, Sojasoße, Essig
Nüsse und Samen	eingeweichte und geschälte Mandeln, Kokosnuss, Flachssamen, ungesalzenes Popcorn, Kürbiskerne, Sonnenblumenkerne	Paranüsse, Cashewkerne, Haselnüsse, Erdnüsse, Pecanüsse, Pinienkerne, Pistazien, Walnüsse, Sesam, Tahin
Öle	Sonnenblumenöl, Ghee, Rapsöl, Olivenöl, Sojaöl, Schlüsselblumenöl, Walnussöl	Mandelöl, Aprikosenkernöl, Maiskeimöl/Getreideöl, Sesamöl, Distelöl

Nahrungsmittel	Ja	Nein
Süßungsmittel	Gerstenmalz, Fructose, Fruchtsäfte, Ahornsirup, Reissirup	Honig, Jaggery, Melasse
Getränke	Mandeldrink, Apfelsaft, Aprikosen- und Beerensaft, gelegentlich Bier, schwarzer Tee, Carob, Kirschsaft, gekühlte Getränke aus Milchprodukten, Getreidekaffee, Weintrauben-, Mango-, Birnen-, gemischter Gemüsesaft, Sojadrink, Pfirsichnektar, Granatapfelsaft, Pflaumensaft, Reis- und vegetarische Gemüsebrühe, alle zusammenziehenden Tees	Schnaps, Wein, Cidre, saurer Beerensaft, koffeinhaltige Getränke, kohlensäurehaltige Getränke, Karottensaft, saurer Kirschsaft, Schokoladenmilch, Kaffee, Preiselbeeren- und Grapefruitsaft, Eistee, eisgekühlte Getränke, Limonade, Orangensaft, Misobrühe, Papaya-, Ananas-, Tomatensaft und saure Säfte
Nahrungsergänzungsmittel	Aloe-vera-Saft, Gerstengrün, Bierhefe, Spirulina, blaugrüne Alge, Vitamine D und E, Kalzium, Magnesium, Zink	Aminosäuren, Bienenpollen, Gelee royal, Vitamine A, B, B 12, C, Eisen

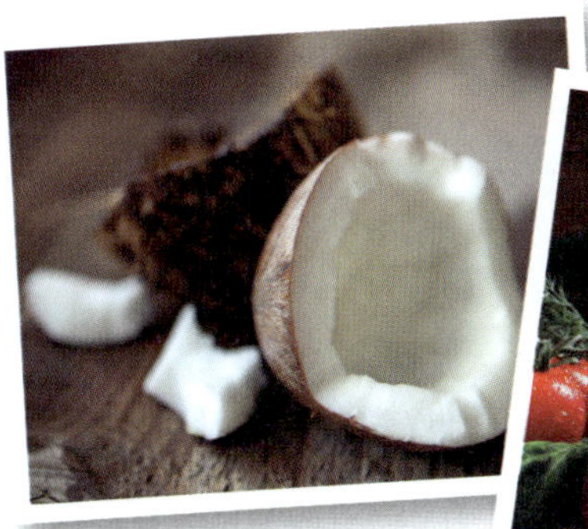

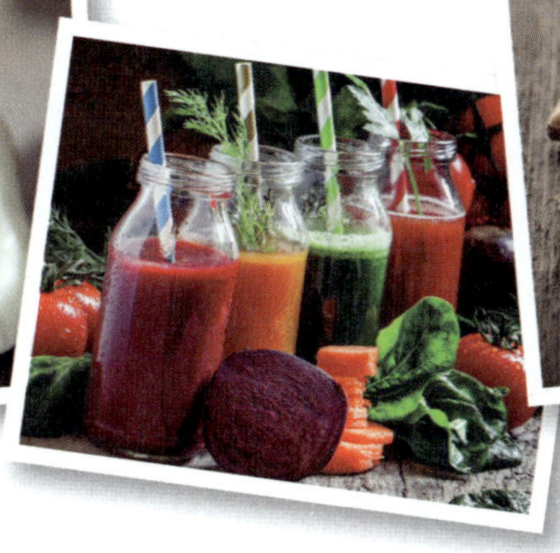

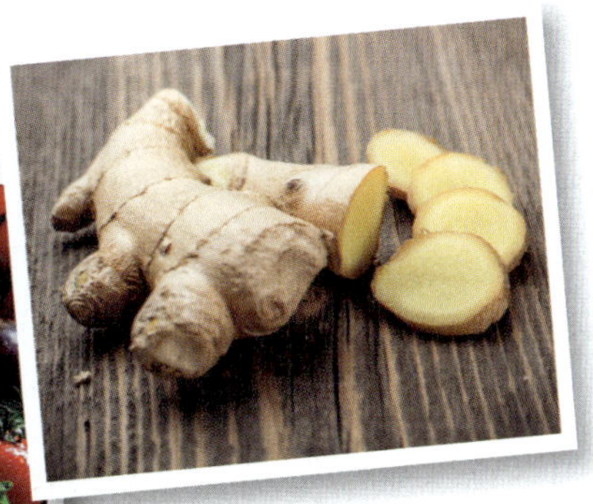

KAPHA

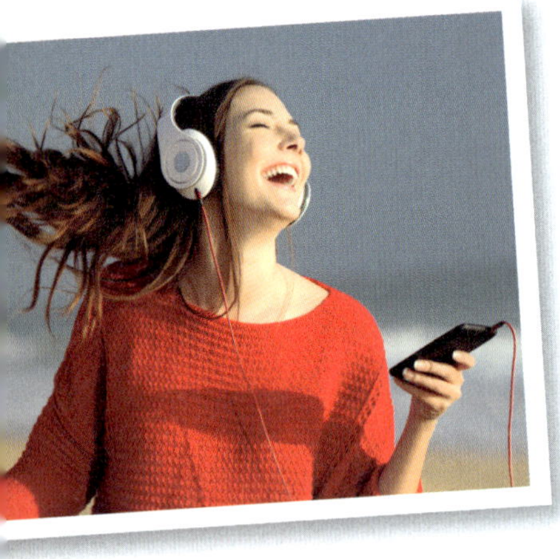

Klang: Hören Sie laute Musik mit hohen Tönen, z. B. Trommeln oder Rockmusik.

Duft: scharf; durchdringende Düfte wie Ingwer, Eukalyptus, Bergamotte, Kampfer, Nelkenöl, Minze.

Berührung: Massieren Sie sich energisch selbst trocken, oder lassen Sie sich eine tiefe Gewebemassage mit warmen, würzigen, stimulierenden, bitteren, scharfen Ölen auf der Basis von Distelöl geben.

Farben: Rot, Orange; heiße, stimulierende Farben

Geschmack: scharf, bitter, zusammenziehend

Aktivitäten:
- Treiben Sie Sport, z. B. Fahrradfahren.
- Beobachten Sie den Sonnenaufgang.
- Tanzen Sie zu lauter Musik.
- Misten Sie Ihre Schränke aus, und werfen Sie alles weg, was Sie innerhalb eines Jahres nicht mehr gebraucht haben.
- Helfen Sie anderen.

Ernährung: Wenn Sie Kapha ausgleichen wollen, essen Sie Lebensmittel, die den Geschmacksrichtungen bitter, scharf und zusammenziehend zugeordnet werden, und meiden Sie süße, saure und salzige Zutaten. Verwenden Sie möglichst viele Lebensmittel aus der Ja-Spalte und nicht so viele aus der Nein-Spalte.

Nahrungsmittel	Ja	Nein
Für die Mahlzeiten gilt grundsätzlich:	warme, leichte Speisen. Variieren Sie von Zeit zu Zeit Ihre Gerichte.	Milchprodukte, schweres und gebratenes Essen, eisgekühlte Speisen, Getränke und Süßigkeiten
Gemüse	Artischocke, Spargel, Rote Bete, Brokkoli, Rosenkohl, Kohl, Karotte, Blumenkohl, Sellerie, Koriander, Mais, Löwenzahnblatt, Aubergine, Fenchel, Knoblauch, grüne Bohne, grüner Chili, Meerrettich, Grünkohl, Kohlrabi, Lauch, Salat, Pilze, Okraschote, Zwiebel, Petersilie, Erbse, Kartoffel, Rettich, Spinat, Sprossen, gekochte Tomate, Rübe, Brunnenkresse, Weizengrassprossen	Gurke, Olive, Pastinake, Süßkartoffel, Kürbis, Spaghetti-Kürbis, rohe Tomate, Zucchini
Früchte	zusammenziehende Früchte, Apfel, Apfelmus, Aprikose, Beeren, Kirsche, Preiselbeere, getrocknete Feige, Pfirsich, Birne, Granatapfel, Pflaume/Backpflaume, Rosine, Erdbeere	Avocado, Banane, Kokosnuss, Dattel, frische Feige, Grapefruit, Weintraube, Kiwi, Zitrone, Limette, Mango, Melone
Getreide (-produkte)	Amarant, Gerste, Buchweizen, kalte oder trockene Haferflocken, Couscous, Cracker, Hirse, Müsli, Haferkleie, Hafer, Polenta, Basmatireis, Roggen, Sago, Seitan, Sprossenbrot (»Essenerbrot«), Tapioka, Weizenkleie	Hefebrot, gekochter Hafer, Pfannkuchen, Nudeln, Quinoa, brauner oder weißer Reis, Reiskuchen, Dinkel, Weizen

Nahrungsmittel	Ja	Nein
Hülsenfrüchte	Urad Dal, Azukibohne, schwarze Bohne, Kichererbse, braune und rote Linse, Limabohne, Miso, weiße Bohne, Erbse, bunte Bohnen, Sojadrink, Sojawurst, gespaltene Bohnen, Tempeh, Tofu, Toor Dal	Kidneybohne, Mungbohne, Mung Dal, Sojabohne, Sojakäse, Sojamehl, Sojasoße, kalter Tofu
Milchprodukte	ungesalzene Butter, Hüttenkäse, Ghee, Ziegenkäse, entrahmte Ziegenmilch, verdünnter Joghurt	gesalzene Butter, Buttermilch, Käse, Kuhmilch, Eiscreme, Sauerrahm, normaler oder gefrorener Joghurt oder Joghurt mit Früchten
Fleisch	weißes Hühnerfleisch, Fisch, Hase, Krabbe, Pute, Wildbret, Süßwasserfisch in kleinen Mengen	Rind, Huhn, Ente, Lamm, Schwein, Lachs, Sardine, Meeresfrüchte, Thunfisch, dunkle Pute
Gewürze und weitere Zutaten	schwarzer Pfeffer, Chilipfeffer, scharfes Chutney, Korianderblätter, Meerrettich, Senf, Schalotte, Sprossen	Salz, süßes Chutney, Rotalge, Seetang, Ketchup, Zitrone, Salz, Sojasoße, Tamari, Essig
Nüsse und Samen	Flachs, Popcorn, Flohsamen, Kürbiskerne, Sonnenblumenkerne	alle Nüsse, Halva, Sesam, Tahin
Öle	Maiskeimöl, Rapsöl, Sonnenblumenöl, Ghee, Mandelöl, Flachssamenöl	Avocadoöl, Aprikosenkernöl, Kokosnussöl, Olivenöl, Schlüsselblumenöl, Distelöl, Sesamöl, Sojaöl, Walnussöl

Nahrungsmittel	Ja	Nein
Süßungsmittel	Fruchtsaftkonzentrate, Honig im Naturzustand	Gerstenmalz, Fructose, Jaggery, Ahornsirup, Melasse, Reissirup, Rohrohrzucker, weißer Zucker
Getränke	Cidre und Apfelsaft, Aprikosen- und Beerensaft, schwarzer Tee, Carob, Karotten- und Kirschsaft, Getreidekaffee, Trauben-, Mango-, gemischte Gemüsesäfte, Pfirsichnektar, Birnensaft, Granatapfelsaft, Pflaumensaft, Sojadrink, Gemüsebrühe, gelegentlich Wein, alle würzigen Tees	Alkohol (süßer Wein und Bier), koffeinhaltige Getränke, säurehaltige Getränke, Kaffee, kalte Getränke aus Milchprodukten, Grapefruitsaft, Limonade, Orangen-, Papaya-, Ananassaft, Reis-, Sojadrink, Misosuppe, Tomatensaft, Kräutertees aus Beinwell, rotem Ingwer oder Hagebutten
Nahrungsergänzungsmittel	Aloe-vera-Saft, Aminosäuren, Gerstengrün, Bienenpollen, Bierhefe, Gelee Royal, Spirulina, blaugrüne Algen, Vitamine A, B, B12, C, D, E, Kupfer, Kalzium, Eisen, Magnesium, Zink	Kalium

Falls Ihnen das Heraussuchen der geeigneten und ungeeigneten Zutaten zu aufwendig ist, finden Sie im Anschluss einige Rezepte, die grundsätzlich den Ausgleich aller Doshas unterstützen. Die Gerichte entlasten Ihren Körper und geben Ihnen dadurch die Energie, die Sie brauchen, um aktiv an der Veränderung Ihres Alltags zu arbeiten. Denn sie sind warm, leicht verdaulich und enthalten alle sechs Geschmäcke. Und sie sind wirklich auch für Kochunerfahrene problemlos zuzubereiten!

Rezepte

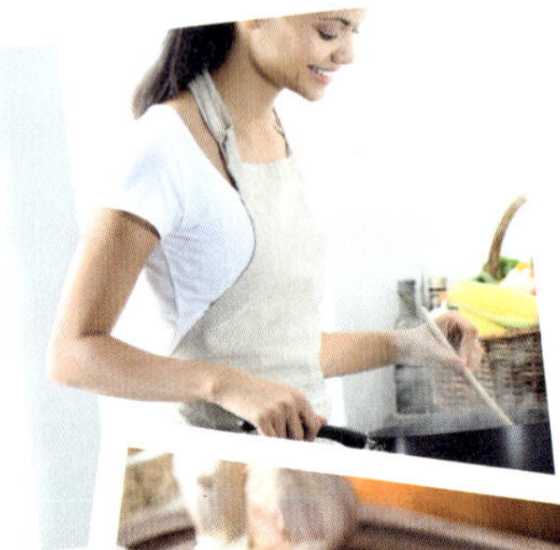

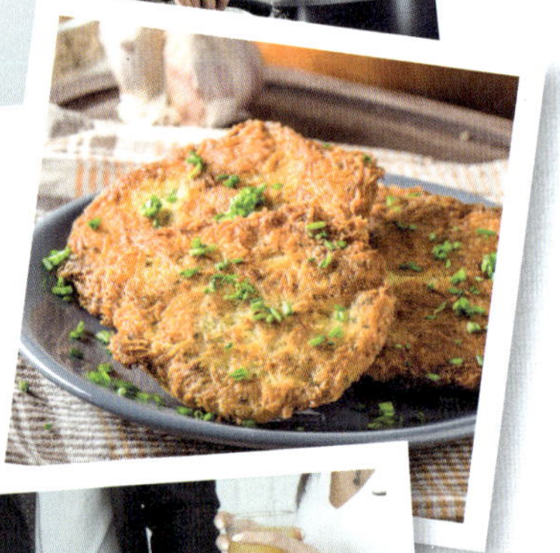

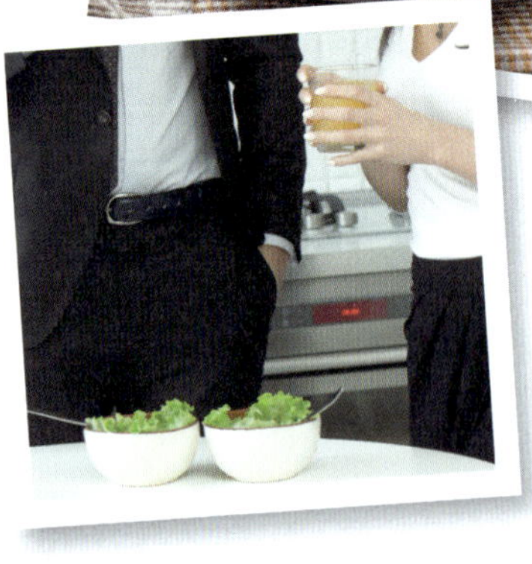

Alle Gerichte, die ich Ihnen im Folgenden mit auf Ihren Weg geben möchte, sind sehr leicht – sowohl im Kochen als auch im Verdauen.

Gemäß meinem Ernährungskonzept »Agni vitalis« tragen sie alle nur eine Flamme (bis auf wenige Ausnahmen), was bedeutet, dass Ihr Körper für die Verdauung des Gerichts wenig Energie benötigt.

Die Rezepte sind für 4 Personen gedacht.

FRÜHSTÜCK

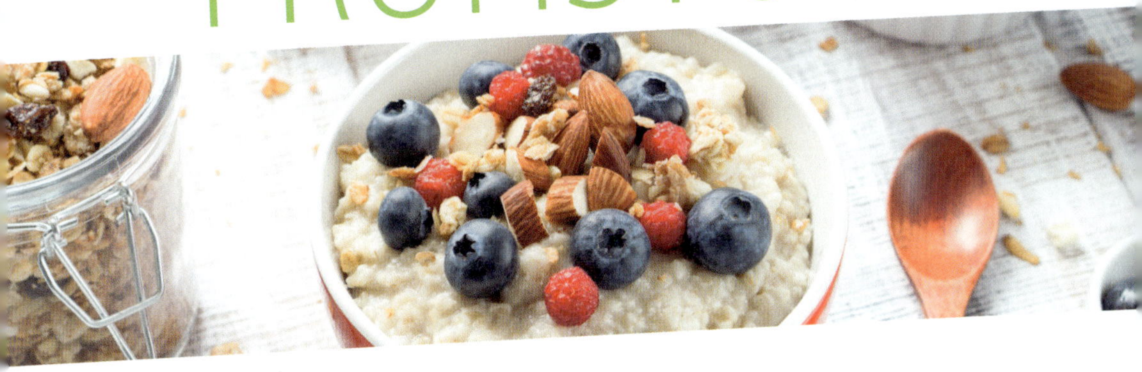

Herzhafter Grieß

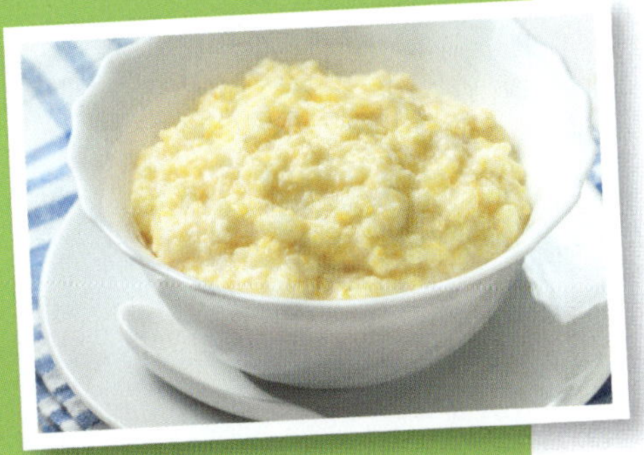

Ghee in einem Topf erhitzen. Ingwer, Curry, Kurkuma, Kreuzkümmel und Linsen dazugeben und alles ca. 1 Minute anrösten. Gemüsebrühe zugießen, aufkochen, Hitze reduzieren und ca. 20 Minuten köcheln lassen. Nüsse hinzugeben und Grieß langsam unterrühren. Zucker dazugeben und den Grieß bei ausgeschaltetem Herd gar ziehen lassen.

ZUTATEN

- 500 ml Gemüsebrühe
- 100 g Grieß
- 50 g rote Linsen
- je 3 EL gehackte Cashewkerne und Ghee
- 1 EL Rohrzucker
- 2 TL süßes Currypulver
- je 1 TL gehackter Ingwer und Kreuzkümmel
- 8 Curryblätter

Tipp: Für Sie ist Grießbrei ein Kindheitstrauma? Dann probieren Sie mal diese Variante aus, Sie werden begeistert sein. Falls Sie es süßer mögen, tauschen Sie die Gemüsebrühe gegen einen Pflanzendrink.

Bulgur mit Birne und Mandeln

VEGAN & LAKTOSEFREI

ZUTATEN

- 300 ml Soja-, Reis-, Haferdrink oder Wasser
- 1 Birne
- 100 g Bulgur
- 50 g gehackte Mandeln
- 2 EL Ghee
- je 1 TL Zimt und gehackter Ingwer
- je ½ TL Kurkuma und Salz
- etwas Ahornsirup, Beeren und Minze

Birne grob raspeln. Ghee in einer Pfanne erhitzen. Ingwer, Birne, Zimt, Kurkuma darin ca. 1 Minute andünsten. Bulgur unterrühren, Pflanzendrink dazugießen und alles kurz aufkochen lassen. Dann Hitze reduzieren und Bulgur ca. 10 Minuten ziehen lassen. Zum Schluss leicht salzen, mit etwas Ahornsirup süßen und mit Beeren und Minze bestreuen.

Tipp: Wer Bulgur nicht mag, macht sein Frühstück mit 150 g Couscous statt Bulgur und 500 ml Pflanzendrink und Wasser. Statt mit gedünsteter Birne schmeckt das leckere Couscous auch mit Apfel. Warmer Couscous ist übrigens die Mutter aller schnellen warmen Frühstücksgerichte. Auch mit Perlgraupen und Cashewkernen ergibt sich ein tolles Frühstück.

Energiebällchen mit Apfel

VEGAN, GLUTEN- & LAKTOSEFREI

FÜR CA. 20 STÜCK

- 400 g Studentenfutter (mit Rosinen)
- 1 kleiner Apfel
- 3 EL Kokosraspel
- je 1 EL Sesamsamen, Agavendicksaft und Zitronensaft
- 2 TL Kakaopulver
- ½ TL gemahlener Kardamom

Sesam und Studentenfutter trocken in einer Pfanne anrösten. Alle anderen Zutaten bis auf die Kokosraspeln in einem leistungsstarken Mixer (Moulinette) zu einer feinkörnigen Masse mixen. Mit leicht angefeuchteten Händen kleine Kugeln formen und in Kokos wälzen.

Kichererbsen-Taler mit Joghurt-Dipp –

ein süßer Hauch von Tausendundeine Nacht

GLUTENFREI

FÜR CA. 20 TALER

- 200 g Kichererbsenmehl
- 120 ml Reis- oder Haferdrink oder Milch
- 80 g gehackte Datteln
- 1 EL Rohrzucker
- ½ EL gemahlene Koriandersamen
- je 1 TL Zimt und gemahlener Kardamom
- ½ TL Salz

FÜR DIE SOSSE

- 200 g Naturjoghurt
- 1 EL Honig

AUSSERDEM

- Öl zum Ausbacken
- 50 g Pistazien

FÜR DIE TALER alle Zutaten in eine Schüssel geben und zu einem geschmeidigen Teig verarbeiten. Öl in einer Pfanne erhitzen. Mit einem Esslöffel jeweils etwas Teig ins Öl geben und die Taler von jeder Seite goldbraun ausbacken. Pistazien in einer Pfanne trocken anrösten, dann grob hacken.

FÜR DIE SOSSE Joghurt und Honig gut vermischen. Jeweils etwas von der Honig-Joghurt-Soße über die noch lauwarmen Taler geben und mit Pistazien bestreuen.

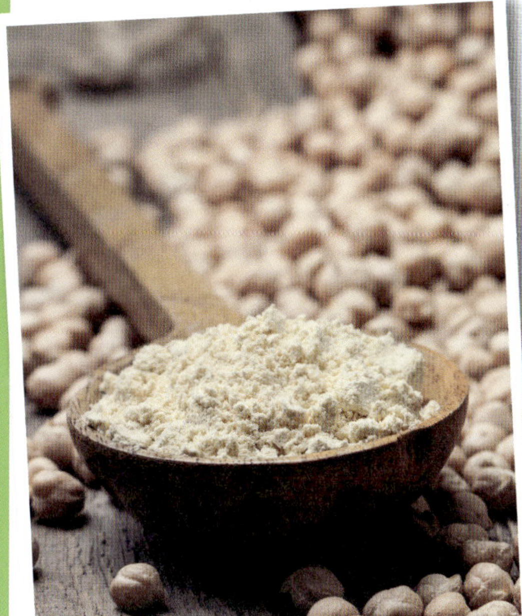

Apfel-Milchreis-Puffer

VEGAN

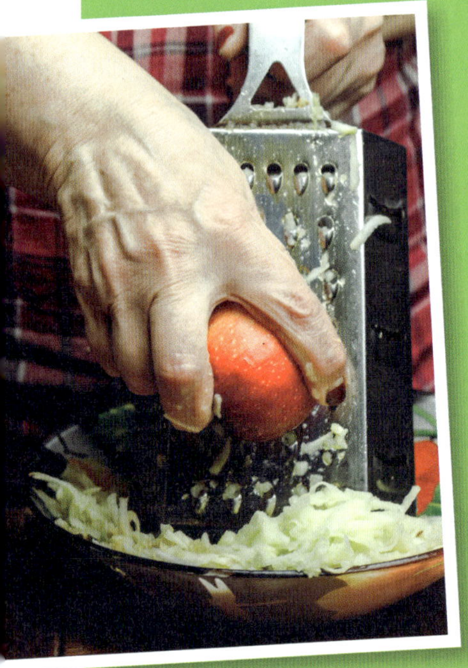

FÜR 10–12 PUFFER

- 200 g Milchreis vom Vortag
- 1 Apfel oder Birne
- 1–2 EL ungesüßte Cornflakes
- 1 TL gemahlener Zimt
- 1 Prise Salz
- etwas Öl zum Ausbacken

Apfel oder Birne mit Schale reiben. Cornflakes zusammen mit den restlichen Zutaten zum Milchreis geben und kräftig untermischen. Mit leicht angefeuchteten Händen kleine Puffer formen. Ist der Milchreis zu fest, einfach etwas Flüssigkeit dazugeben. Ist er hingegen zu flüssig, mit Speisestärke binden. Puffer in Öl ausbacken.

Tipp: Wer kennt das nicht: Der mit Liebe gekochte Milchreis verwandelt sich mit der Zeit in eine Art weißen Beton – gerade dann, wenn die lieben Kleinen mal wieder alles andere damit tun, als den Milchreis zu essen. Aber was fängt man mit der klebrigen Masse im Topf an? Crunchige kleine Puffer!

Tipp: Zu den Milchreis-Puffern esse ich gern eine schnelle Kirschsoße, die meine Mama früher immer auf geheimnisvolle Weise herbeigezaubert hat. Heute weiß ich, dass man dafür 1 Glas Kirschen samt Flüssigkeit und 1 Zimtstange und 2 Stück Sternanis in einen Topf gibt und kurz aufkochen lässt. 15 Minuten ziehen lassen und die Gewürze wieder entfernen. Dann wird 1 TL Speisestärke in etwas Wasser eingerührt und die Soße damit angedickt. Fertig ist eine Zaubersoße, die zu allen Frühstücksvarianten passt.

MITTAGESSEN

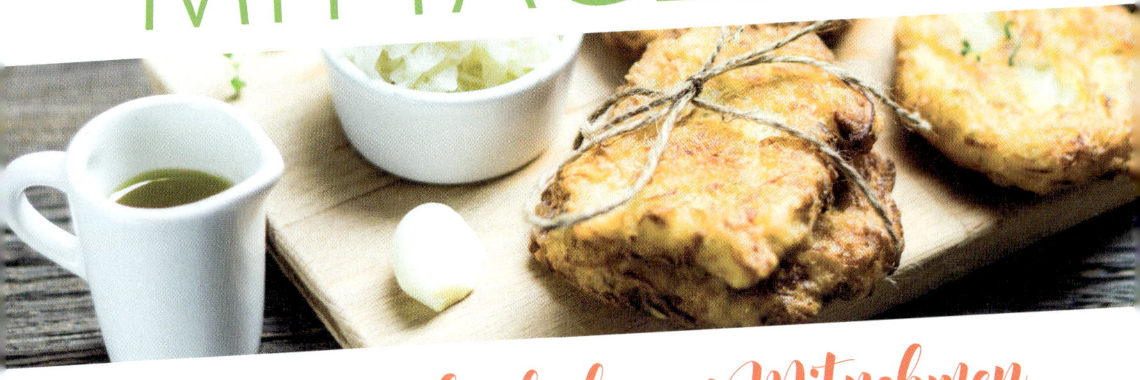

auch ideal zum Mitnehmen

Kartoffel-Karotten-Puffer

GLUTENFREI

ZUTATEN

- 400 g festkochende Kartoffeln
- 300 g Karotten
- 2 Eier
- 4 EL gehackte Walnüsse
- 1 EL süßes Currypulver
- je 1 TL scharfes Currypulver und Salz
- 4 Salbeiblätter

AUSSERDEM

- Öl zum Ausbacken

Karotten und Kartoffeln schälen und reiben. Salbei fein hacken. Kartoffeln in ein Küchentuch geben, die Enden aufnehmen und das Tuch fest zusammendrehen und auspressen. Je weniger Wasser die Kartoffeln noch enthalten, desto weniger spritzt es beim Ausbacken. Alle Zutaten in einer Schüssel gründlich mischen und mit einem Esslöffel jeweils etwas von der Puffermasse in die Pfanne geben. In heißem Öl 3–4 Minuten von jeder Seite goldbraun ausbacken.

Tipp: Für klassische Kartoffelpuffer nehmen Sie einfach 700 g festkochende Kartoffeln sowie 2 Eier und würzen mit 2 TL Garam Masala, 1 TL Salz und ⅓ TL Muskatnuss.

Pastinaken-Zucchini-Puffer

GLUTENFREI

Pastinaken und Kartoffeln schälen und reiben. Zucchini reiben. Kartoffeln, Pastinaken und Zucchini in ein Küchentuch geben, die Enden aufnehmen und das Tuch fest zusammendrehen und auspressen. Je weniger Wasser die Kartoffeln noch enthalten, desto weniger spritzt es beim Ausbacken. Alle Zutaten in einer Schüssel gründlich mischen und mit einem Esslöffel jeweils etwas von der Puffermasse in die Pfanne geben. In heißem Öl 3–4 Minuten von jeder Seite goldbraun ausbacken.

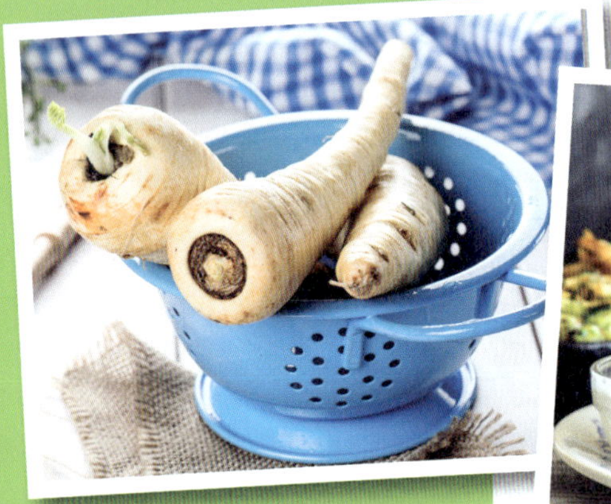

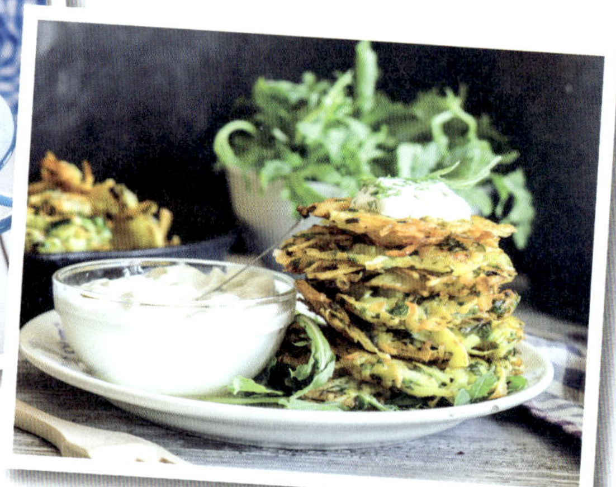

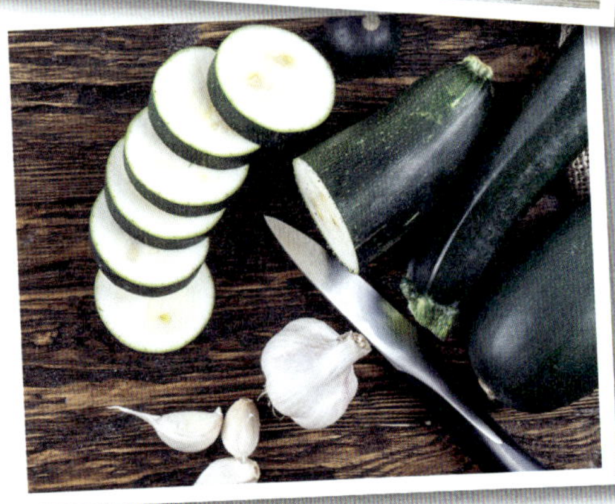

ZUTATEN

- 400 g festkochende Kartoffeln
- je 200 g Pastinaken und Zucchini
- 2 Eier
- 50 g geröstete und gehackte Pinienkerne
- je 1 TL gemahlener rosa Pfeffer und Salz
- Blättchen von 2 Thymianzweigen
- 1 EL gehackte Rosmarinnadeln

AUSSERDEM

- Öl zum Ausbacken

Mango-Chutney

ZUTATEN

- 2 Mangos
- 50 g gehackter Ingwer
- 50 ml Wasser
- 3 EL Rohrzucker
- 2 EL Kokosöl
- 1 rote Chilischote
- 1 TL Amchur (Mangopulver)
- ½ TL Salz

Mangos schälen. Fruchtfleisch vom Kern abschneiden und in kleine Würfel schneiden. Chilischote fein hacken. Amchur in etwas Wasser anrühren. Öl in einer Pfanne erhitzen. Chili und Ingwer mit dem Zucker ca. 3 Minuten karamellisieren lassen. Restliche Zutaten dazugeben und das Chutney bei mittlerer Hitze und geschlossenem Deckel ca. 15 Minuten einkochen lassen.

Tipp: Wer ein Vollgas-Chutney haben will, hackt die ganze Chilischote. Für eine sanftere Variante werden die Kerne vor dem Hacken entfernt.

Apfel-Zimt-Kompott – die perfekte Krönung für jeden Puffer

ZUTATEN

- 1 kg Äpfel
- Saft von 1 Zitrone
- 2 EL Öl
- 1 EL Rohrzucker
- 1 TL Zimt
- 1 Prise Salz

Äpfel mit Schale fein reiben. Öl in einem Topf erhitzen. Äpfel, Zucker, Salz und Zitronensaft dazugeben und alles ca. 15 Minuten einkochen lassen. Kurz vor Schluss den Zimt untermischen.

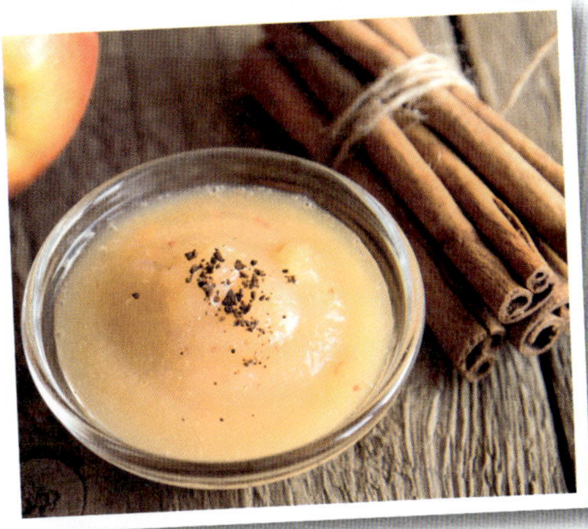

Birnen-Zucchini-Puffer mit Chutney

GLUTENFREI

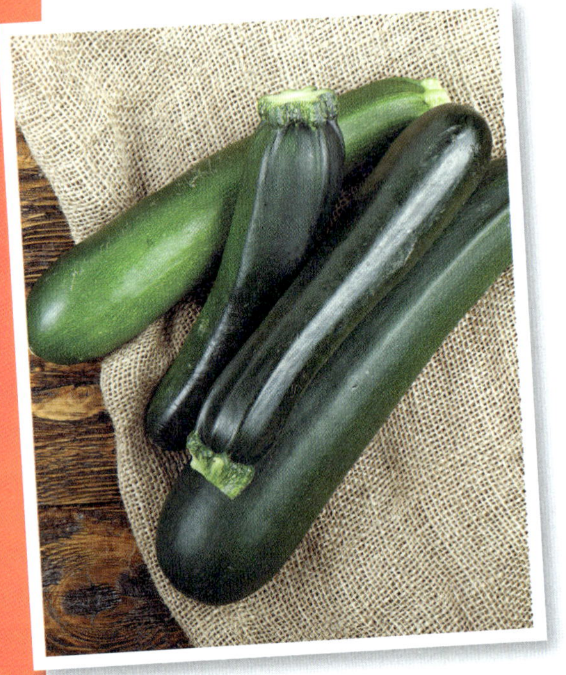

FÜR DIE PUFFER

- 250 ml Sojadrink
- 250 g Dinkelmehl
- 3 Birnen
- 1 Zucchini
- 4 Eier
- 60 g gemahlene Mandeln
- 50 g Speisestärke
- 4 EL Rohrzucker
- 2 fein gehackte Vanilleschoten
- 1 TL Zimt
- 1 Prise Salz

FÜR DAS CHUTNEY

- 500 g frische Aprikosen
- 100 ml Apfelsaft
- 2 EL Agavendicksaft
- 1 EL Ghee
- 1 TL gehackter Ingwer
- 1 Prise Salz

AUSSERDEM

- Ghee zum Ausbacken

FÜR DIE PUFFER Birnen und Zucchini grob reiben. Alle Zutaten in einer Schüssel zu einem cremigen Teig rühren. Ghee oder Kokosfett in einer Pfanne erhitzen. Mit einem Esslöffel jeweils etwas von der Puffermasse in die Pfanne geben und 3–4 Minuten von jeder Seite goldbraun ausbacken.

FÜR DAS CHUTNEY Aprikosen entkernen und grob hacken. Ghee in einer Pfanne erhitzen und Ingwer darin glasig dünsten. Aprikosen, Apfelsaft und Agavendicksaft dazugeben und alles ca. 20 Minuten einkochen lassen und mit Salz abschmecken.

Bratlinge de luxe mit fruchtigem Rotkraut

GLUTENFREI & VEGAN

FÜR DIE BRATLINGE

- 1 kg festkochende Kartoffeln
- 200 g Haferflocken
- 1 rote Paprika
- 1 Bund Rucola
- 100 g Mandelblättchen
- 1 EL mittelscharfer Senf
- 2 TL Salz
- 1 Prise Cayennepfeffer

FÜR DAS KRAUT

- 1 Kopf Rotkohl
- 1 Bund Lauchzwiebeln
- 150 ml roter Traubensaft
- Saft von 2 Orangen
- 3 EL Olivenöl
- 2 EL Rohrzucker
- je 2 TL Currypulver und zerstoßene Fenchelsamen
- 1 rote Chilischote
- 1 TL Salz

AUSSERDEM

- Olivenöl zum Ausbacken

FÜR DIE BRATLINGE Kartoffeln kochen, schälen und durch eine Presse drücken. Mandelblätter in einer Pfanne trocken anrösten. Paprika klein würfeln und Rucola grob hacken. Alle Zutaten in eine Schüssel geben und zu einer geschmeidigen Masse verarbeiten. Mit leicht angefeuchteten Händen handtellergroße Bratlinge formen. Öl in einer Pfanne erhitzen und Bratlinge darin kross anbraten.

FÜR DAS FRUCHTIGE ROTKRAUT Rotkohl vierteln und in feine Streifen schneiden. Lauchzwiebeln schräg in Streifen schneiden. Chilischote fein hacken. 3 EL Olivenöl in einem Topf erhitzen. Lauchzwiebeln, Rotkohl und Chili darin anbraten. Dann restliche Zutaten dazugeben, gut vermischen und bei geschlossenem Deckel und mittlerer Hitze 30–35 Minuten köcheln lassen. Das Krautgemüse darf ruhig noch etwas Biss haben.

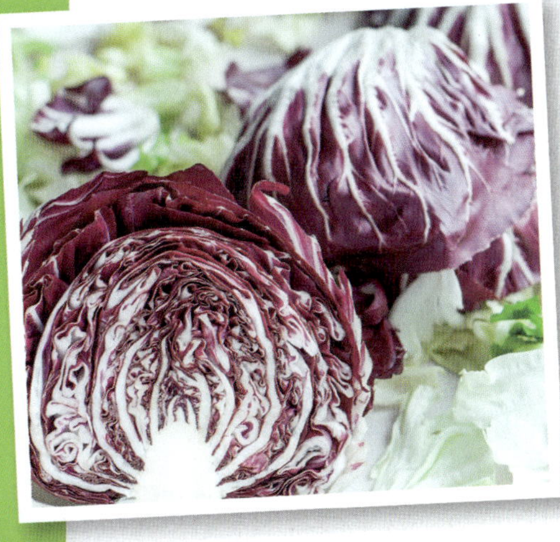

Kräuterfladenbrot mit Oliven-Tomaten-Relish

VEGAN

FÜR DAS FLADENBROT Rohrzucker und Hefe in einer Schüssel im Wasser auflösen. Restliche Zutaten dazugeben und alles zu einem geschmeidigen Teig verarbeiten. Teig abdecken und an einem warmen Ort ca. 30 Minuten gehen lassen. Aus dem Teig handtellergroße Fladen formen und diese noch einmal ca. 10 Minuten ruhen lassen. Ofen auf 180 °C vorheizen. Fladen ca. 15 Minuten im Ofen goldbraun backen.

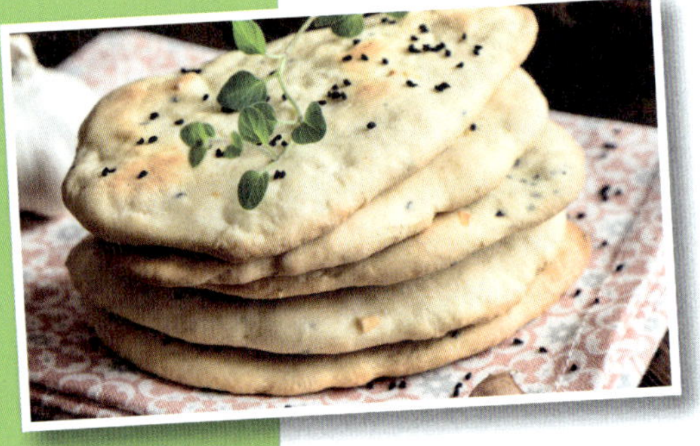

FÜR DAS FLADENBROT

- 400 g Weizenmehl
- 200 ml lauwarmes Wasser
- 30 ml Olivenöl
- 21 g Hefe
- 2 EL getrocknete Kräuter (z. B. Thymian, Oregano oder Rosmarin)
- 1 TL Rohrzucker

FÜR DAS RELISH

- 500 g Ochsenherztomaten
- 100 g entsteinte Oliven
- 1 rote Zwiebel
- 2 EL Olivenöl
- Salz und Pfeffer zum Abschmecken

FÜR DAS RELISH Zwiebel schälen und in feine Würfel schneiden. Tomaten vierteln, Kerne entfernen und Tomaten würfeln. Oliven halbieren. Olivenöl in einem Topf erhitzen und Zwiebeln darin glasig andünsten. Tomaten und Oliven dazugeben, alles einmal kurz aufkochen lassen und abschmecken.

Fruchtiger Hirse-Bohnen-Salat

GLUTENFREI & VEGAN

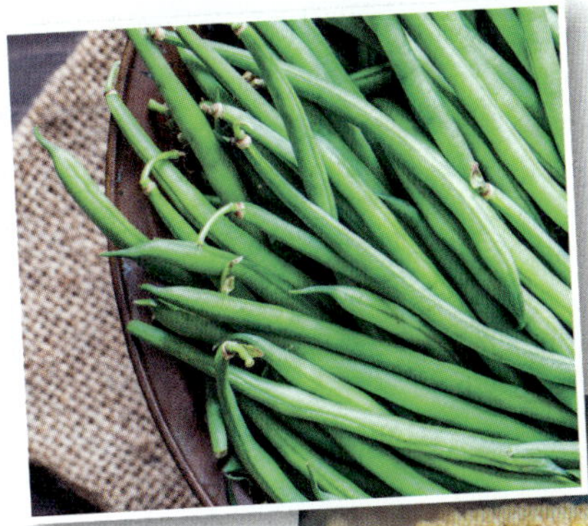

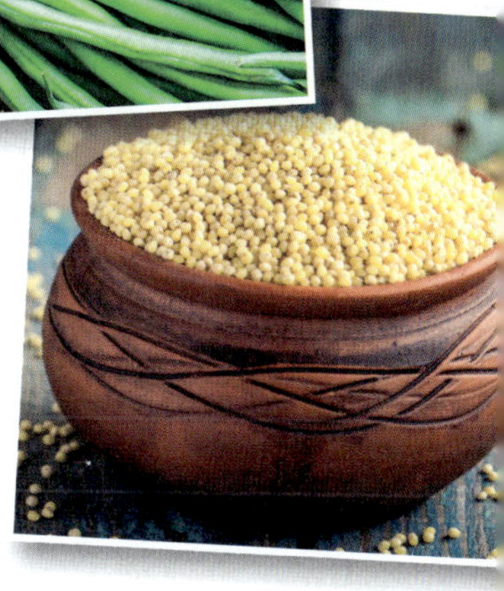

FÜR DEN SALAT

- 400 ml Gemüsebrühe
- 300 g grüne Bohnen
- 100 g Rucola
- 1 kleiner Apfel
- 80 g Hirse
- 5 EL Olivenöl
- 50 g Haselnüsse
- 5 Radieschen
- 1 EL Currypulver
- ½ TL Salz
- 20 Minzeblätter

FÜR DAS DRESSING

- 100 ml Olivenöl
- Saft von 1 Orange
- je 1 rote Zwiebel und grüne Chilischote
- je 1 TL Salz und Senf
- 10 Minzeblätter

FÜR DEN SALAT Gemüsebrühe zum Kochen bringen, Hirse einrieseln lassen und ca. 20 Minuten köcheln lassen, bis das ganze Wasser verdampft ist. Radieschen fein würfeln. Apfel vierteln, entkernen und in dünne Spalten schneiden. Bohnen putzen und in heißem Wasser ca. 8 Minuten blanchieren. Haselnüsse in einer Pfanne in etwas Öl anrösten. Olivenöl in einer Pfanne erhitzen und Bohnen und Radieschen darin kross anbraten. Curry dazugeben und alles gut salzen. Alle Zutaten samt Rucola in einer Schüssel sanft vermischen.

FÜR DAS DRESSING Chilischote grob hacken. Zwiebel schälen, fein würfeln und in etwas Olivenöl scharf anbraten. Danach alle Zutaten in einen Mixbecher geben und sämig pürieren. Dressing über den Salat gießen.

Zucchini auf Karotten-Basilikum-Stampf

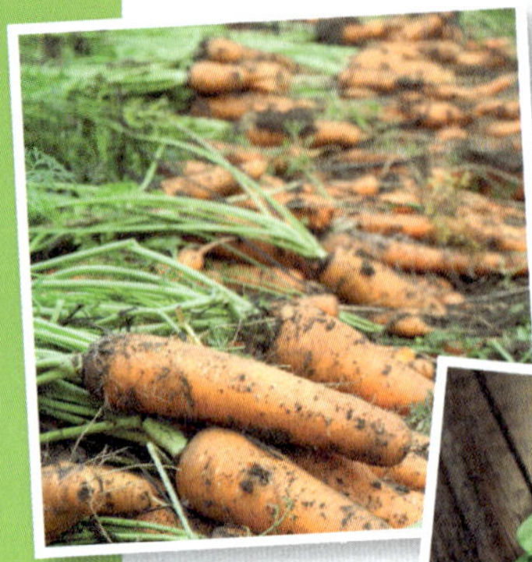

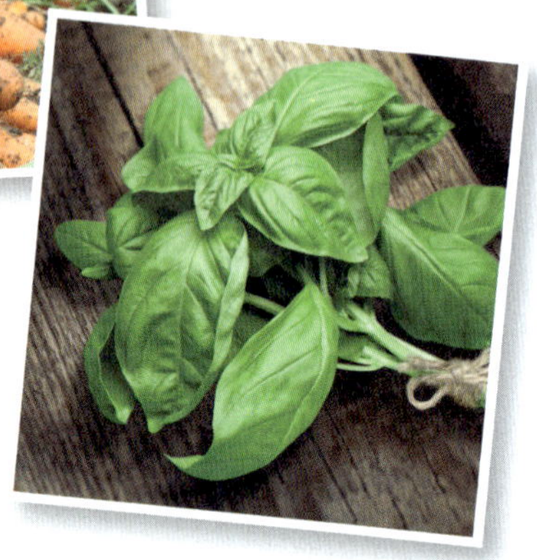

GLUTENFREI & VEGAN

FÜR DIE ZUCCHINI

- 2 Zucchini
- 6 EL Kokosöl
- je 1 TL Currypulver und Salz

FÜR DAS PÜREE

- 500 g Karotten
- 200 g mehligkochende Kartoffeln
- 200 ml Orangensaft
- 4 Schalotten
- 3 EL Olivenöl
- 15 Basilikumblätter
- 1 EL Crème fraîche
- 1 TL Salz
- ½ TL Cayennepfeffer

AUSSERDEM

- Rote-Bete-Sprossen zum Dekorieren

FÜR DEN STAMPF Karotten und Kartoffeln schälen. Karotten in Scheiben und Kartoffeln in Würfel schneiden. Schalotten schälen und fein würfeln. Olivenöl in einem Topf erhitzen. Cayennepfeffer, Kartoffeln, Karotten und Schalotten darin ca. 3 Minuten glasig dünsten. Orangensaft angießen, aufkochen lassen und abgedeckt ca. 20 Minuten köcheln lassen, bis die Karotten weich sind. Alles grob stampfen. Basilikum fein hacken und zusammen mit Salz und Crème fraîche untermischen.

FÜR DIE GEBRATENEN ZUCCHINI diese vierteln und in Würfel schneiden. Öl in einer Pfanne erhitzen und Zucchini darin kross anbraten. Zum Schluss Curry und Salz untermischen. Zucchini auf dem Stampf anrichten und mit Sprossen dekorieren.

Ofensüßkartoffel mit Mojo verde

GLUTENFREI & VEGAN

FÜR DIE SÜSSKARTOFFELN

- 3 Süßkartoffeln
- 6 EL Olivenöl
- 1 EL Currypulver
- ½ TL Salz

FÜR DIE MOJO VERDE

- 80 ml Olivenöl
- 1 grüne Paprika
- 1 Bund Petersilie
- je 2 EL gewürfeltes Weißbrot und Mandelblätter
- Saft von 1 Zitrone
- 1 rote Zwiebel
- 2 Chilischoten
- 2 TL Fenchelsamen
- ½ TL Meersalz

FÜR DIE SÜSSKARTOFFELN Ofen auf 180 °C Umluft vorheizen. Süßkartoffeln schälen, halbieren und grob in Stücke schneiden. In einer Schüssel mit Öl, Salz und Currypulver vermischen. Süßkartoffeln auf ein mit Backpapier belegtes Blech geben und ca. 20 Minuten im Ofen backen.

FÜR DIE MOJO Petersilie grob hacken. Paprika und Zwiebel schälen und fein würfeln. Chilischoten fein hacken. Olivenöl in einer Pfanne erhitzen. Paprika, Zwiebel, Mandelblätter, Fenchelsamen und Weißbrot darin anrösten. Dann alle restlichen Zutaten zusammen mit Zitronensaft und Salz in einen Mixbecher geben und cremig pürieren. Eventuell noch etwas Öl zugießen und die Mojo verde über die Süßkartoffeln geben.

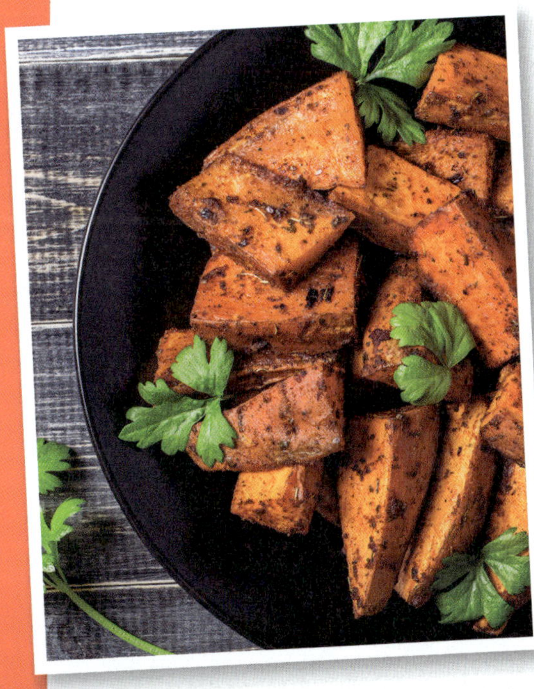

Apfel-Limetten-Tarte

VEGAN

ZUTATEN

- 400 g Dinkelmehl
- 4 Äpfel
- 200 ml lauwarmes Wasser
- 50 ml lauwarmes Pflanzenöl
- 3 EL Rohrzucker
- Saft und Schale von 1 Limette
- 10 g Frischhefe

Öl und Wasser vermischen. Hefe und 2 EL Rohrzucker in das Gemisch einrühren. Mehl dazugeben und alles zu einem geschmeidigen Teig verarbeiten. Teig abdecken und an einem warmen Ort ca. 30 Minuten gehen lassen. Äpfel vierteln, entkernen, in feine Spalten schneiden und mit Limettensaft und -schale vermischen. Teig auf einem mit Backpapier belegten Blech dünn ausrollen und Apfelspalten fächerartig darauf verteilen. Etwas Rohrzucker über die Tarte streuen und diese bei 185 °C im vorgeheizten Ofen 12–15 Minuten backen. Für die letzten 3 Minuten die Grillfunktion dazuschalten.

ABENDESSEN

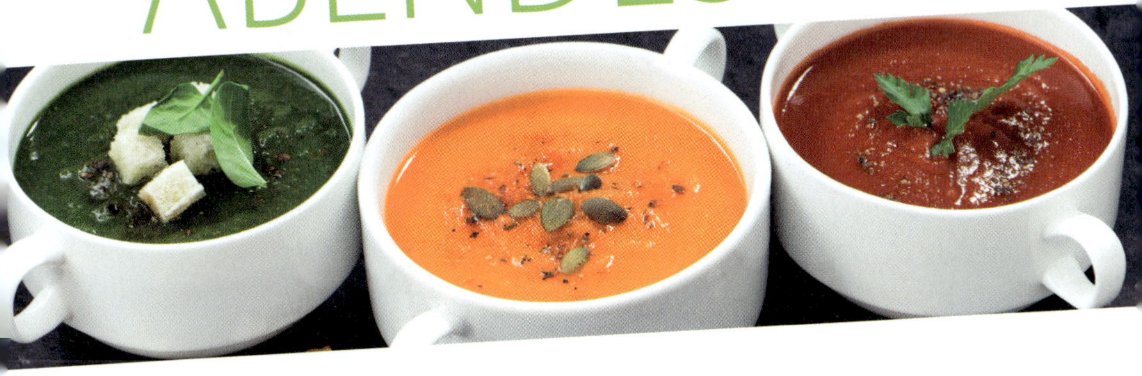

Kitchadi mit Quinoa

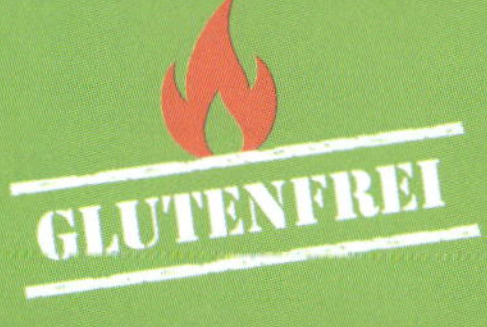

- 1,2 l Gemüsebrühe
- 4 Petersilienwurzeln
- 1 Fenchelknolle
- 2 Karotten
- 150 g Mung Dhal
- 100 g Quinoa
- 1 Bund Koriander
- 2 EL Ghee
- je 1 EL Fenchelsamen, Kreuzkümmel, gemahlene Koriandersamen, Currypulver und gehackter Ingwer
- 1 Prise Asafoetida
- Salz und Pfeffer zum Abschmecken

Mung Dhal und Quinoa mit heißem Wasser übergießen und ca. 30 Minuten einweichen lassen. Gemüse schälen und in mundgerechte Würfel schneiden. Ghee bei mittlerer Hitze in einem Topf erhitzen. Gewürze und Ingwer dazugeben und ca. 30 Sekunden unter Rühren anrösten. Gemüse hinzugeben und 3–4 Minuten anbraten. Dann Gemüsebrühe, Mung Dhal und Quinoa dazufügen und alles bei leicht geöffnetem Deckel ca. 25 Minuten köcheln lassen. Zwischendurch immer wieder umrühren. Koriander hacken. Kurz vor dem Servieren Koriander dazugeben und abschmecken.

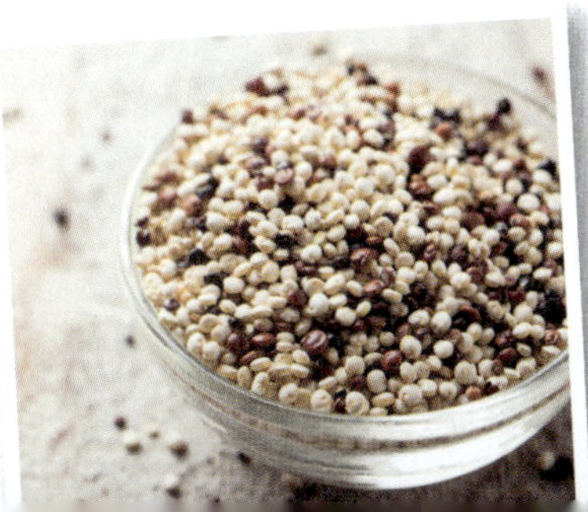

Grundrezept für 5 l Gemüsebrühe

GLUTENFREI & VEGAN

Gemüse und Zwiebeln schälen und grob zerteilen. Öl in einem großen Topf erhitzen. Gemüse darin kräftig anbraten, bis es Farbe bekommt. Ras el-Hanout dazugeben und alles gut vermischen. Wasser und alle anderen Zutaten hinzufügen und alles einmal aufkochen lassen. Dann die Hitze etwas reduzieren und die Brühe auf 5 l einkochen lassen. Brühe anschließend abseihen.

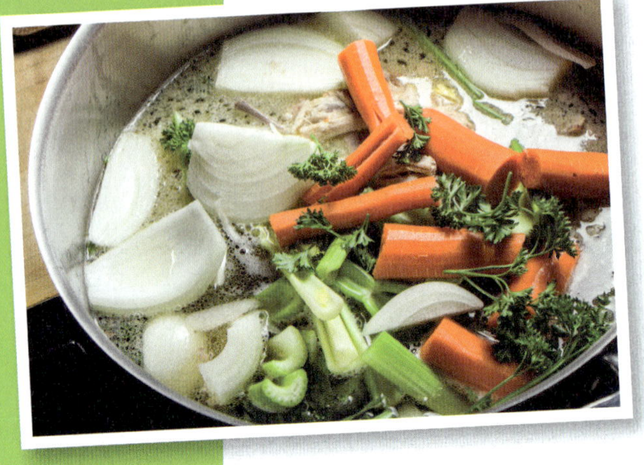

ZUTATEN

- 7 l Wasser
- 1 Knollensellerie
- 3 Karotten
- 1 Lauch
- 2 rote Zwiebeln
- je 2 Bund Petersilie und Liebstöckel
- 100 ml Olivenöl
- 5 EL Salz
- 2 EL Ras el-Hanout (Curry tut es aber auch)
- 8 Lorbeerblätter
- 6 Wacholderbeeren
- 12 schwarze Pfefferkörner

Tipp: Füllen Sie die Gemüsebrühe in zuvor mit heißem Wasser ausgespülte Gläser ab. In den verschlossenen Gefäßen hält sie sich mehrere Tage im Kühlschrank. Auf diese Weise haben Sie den perfekten Ansatz für leckere Suppen stets griffbereit. Aus den Gemüseresten lassen sich im Handumdrehen Brühwürfel selbst herstellen. Entfernen Sie dazu die Lorbeerblätter und die Wacholderbeeren aus den abgeseihten Gemüseresten. Pürieren Sie das Gemüse, salzen Sie gut, und lassen Sie alles in Eiswürfelformen einfrieren.

Die schnellste aller Gemüsesuppen

GLUTENFREI & VEGAN

ZUTATEN

- 1,2 l Gemüsebrühe
- 2 Karotten
- je 1 Zucchini und Süßkartoffel
- Salz und Pfeffer zum Abschmecken

Gemüse schälen und in mundgerechte Würfel schneiden. Gemüsebrühe erhitzen und das Gemüse darin ca. 20 Minuten ziehen lassen.

Tipp: Mit Nudeln, Reis oder auch Backerbsen – mein Favorit aus Kindertagen – wird diese Suppe noch gehaltvoller.

ABC-Suppe

VEGAN

ZUTATEN

- 1,5 l Gemüsebrühe
- 1 kleiner Knollensellerie
- je 2 Karotten, Kartoffeln und Pastinaken
- 100 g Buchstabennudeln
- 1 EL Ghee
- 2 TL Kurkuma
- 2 Lorbeerblätter
- 4 Zweige Petersilie
- Salz und Pfeffer zum Abschmecken

Gemüse schälen und in mundgerechte Würfel schneiden. Ghee in einem Topf erhitzen. Kurkuma und Gemüse dazugeben und alles glasig anbraten. Mit Gemüsebrühe aufgießen, dann Lorbeerblätter zur Suppe geben. Alles kurz aufkochen lassen, die Hitze reduzieren und ca. 25 Minuten köcheln lassen. Kurz vor Schluss die Nudeln dazugeben und ziehen lassen. Petersilie hacken. ABC-Suppe abschmecken und mit Petersilie bestreuen.

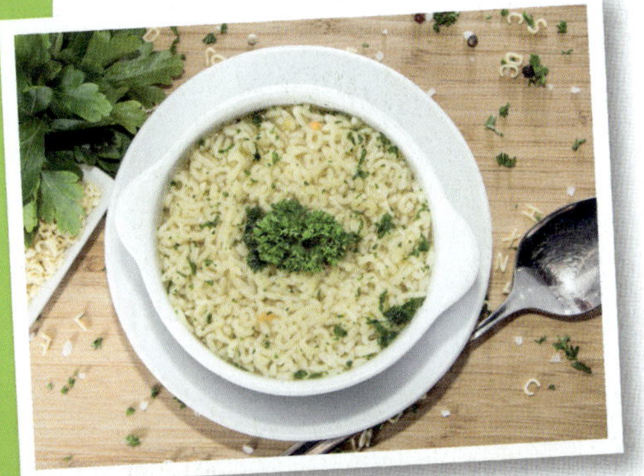

Rote-Bete-Fenchel-Cremesuppe

GLUTENFREI & VEGAN

Kartoffeln, Rote Bete und Zwiebel schälen und in grobe Würfel schneiden. Fenchel halbieren und in Streifen schneiden. Öl in einem Topf erhitzen. Cayennepfeffer und Paprikapulver dazugeben und ca. 15 Sekunden anrösten. Gemüse hinzugeben und alles gut verrühren. Gemüsebrühe, Kokosmilch zugießen, dann Nelken und Lorbeerblätter hinzufügen und die Suppe ca. 30 Minuten köcheln lassen. Zum Schluss Lorbeer und Nelken rausnehmen und die Suppe pürieren.

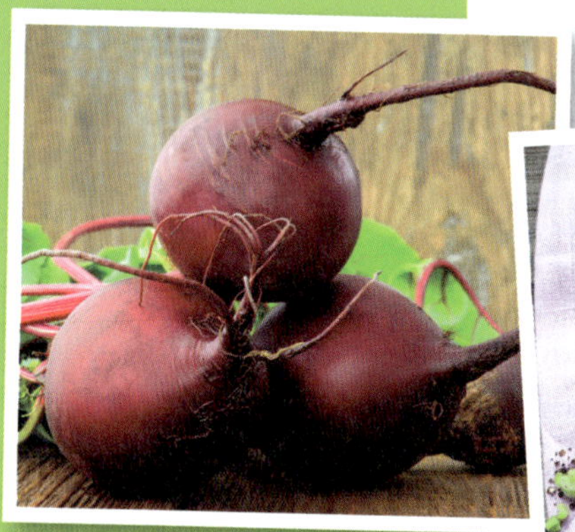

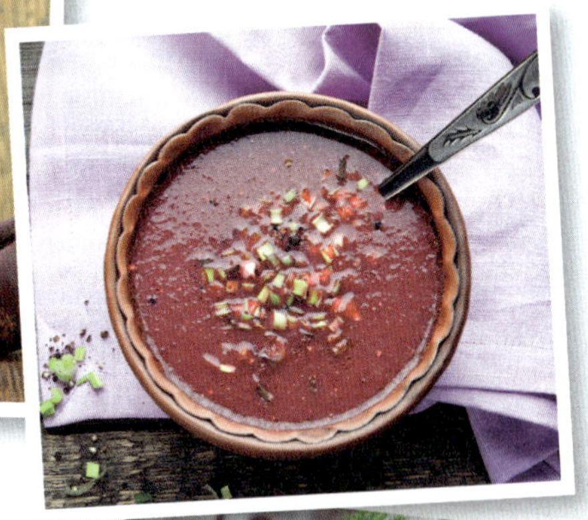

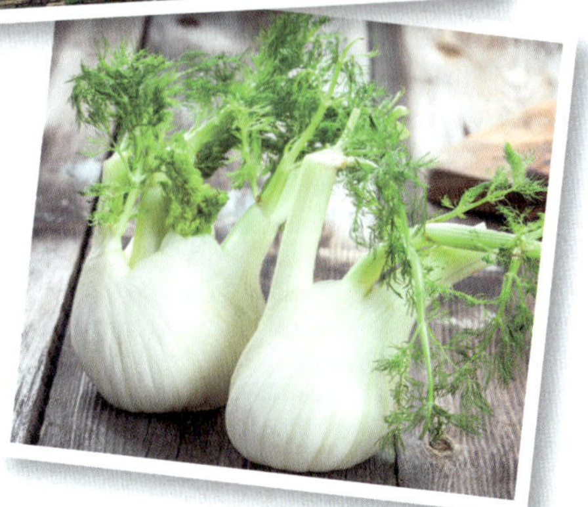

- 1 l Gemüsebrühe
- 500 g Rote Bete
- 2 mehligkochende Kartoffeln
- je 1 Fenchelknolle und rote Zwiebel
- 200 ml Kokosmilch
- 2 EL Olivenöl
- 2 TL edelsüßes Paprikapulver
- ¼ TL Cayennepfeffer
- 4 Lorbeerblätter
- 2 Nelken
- Salz und Pfeffer zum Abschmecken

Brokkoli-Apfel-Kohlrabi-Suppe

GLUTENFREI

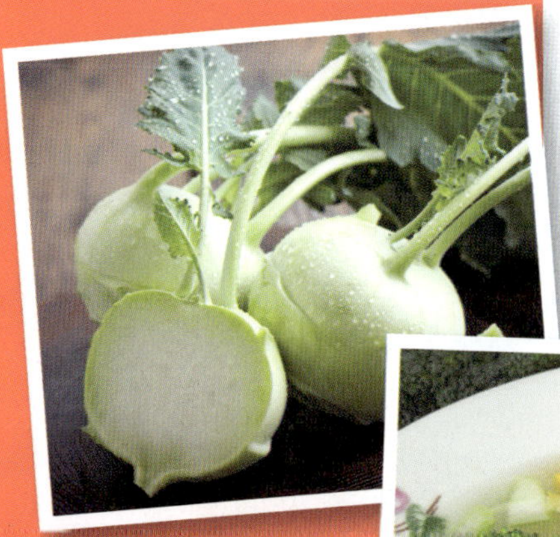

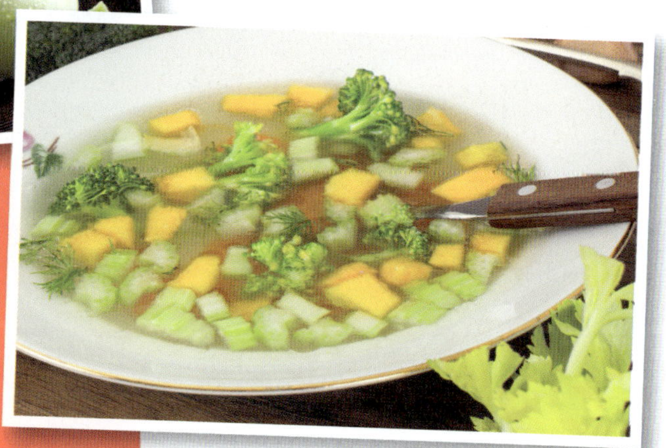

- 1 l Gemüsebrühe
- 2 Brokkoli
- je 1 Apfel (am besten Boskop), kleiner Kohlrabi und rote Zwiebel
- 50 g Mandelblätter
- 2 EL Ghee
- Salz, Pfeffer, Asafoetida und Muskatnuss zum Abschmecken

Strunk der Brokkoli entfernen und Brokkoli in gleich große Röschen teilen. Zwiebel und Kohlrabi schälen und in Würfel schneiden. Apfel vierteln, entkernen und in dünne Spalten schneiden. Ghee bei mittlerer Hitze in einem Topf erhitzen. Zwiebeln, Brokkoli und Kohlrabi kräftig darin anbraten. Gemüsebrühe zugießen und alles ca. 20 Minuten köcheln lassen. Mandelblätter trocken in einer Pfanne anrösten. Kurz vor Schluss die Apfelstreifen und die Mandelblätter zur Suppe geben und abschmecken.

Tipp: Verwenden Sie den Brokkolistrunk als Ansatz für Ihre nächste Gemüsebrühe.

Zwei süße

Betthupferl

Träum-süß-Nachtisch

GLUTENFREI

Trockenfrüchte in Würfel oder Streifen schneiden. Ghee in einem Topf erhitzen. Trockenfrüchte und Zimt dazugeben und ca. 3 Minuten andünsten. Etwas abkühlen lassen, mit Honig beträufeln und mit Mandeln bestreuen.

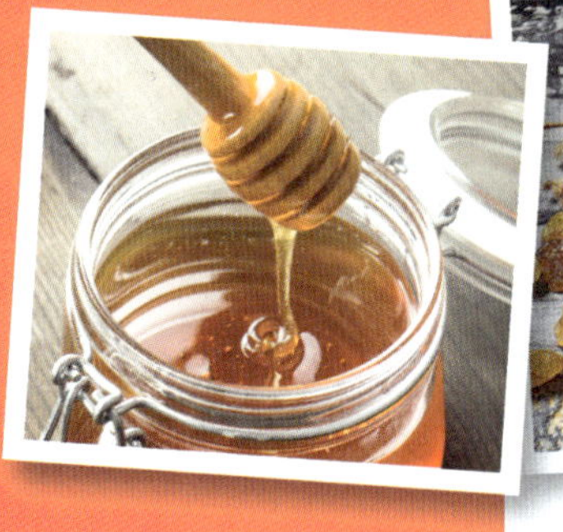

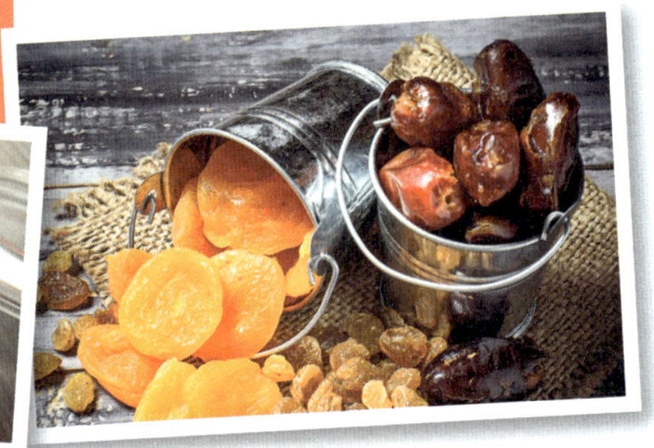

- 300 g Trockenfrüchte (z. B. Pflaumen, Feigen, Aprikosen)
- 2 EL Waldhonig
- 1 EL Mandelblätter
- 1 TL Zimt
- etwas Ghee

Tipp: Zum Einschlafen ist es besonders wichtig, seine Nerven zu beruhigen. Das funktioniert mit hochwertigen Süßspeisen, die ein Lächeln aufs Gesicht zaubern, am besten!

Kardamom-Pflaumen-Reis

nach japanischem Originalrezept

GLUTENFREI & VEGAN

Reis mehrfach gründlich waschen (polieren), bis das Wasser klar ist. Danach ca. 30 Minuten ruhen lassen. Reis, Gewürze und gesalzenes Wasser in einen Topf geben, aufkochen lassen und danach bei kleiner Hitze so lange ziehen lassen, bis das Wasser aufgesogen wurde. Pflaumen entsteinen und in Streifen schneiden. Danach zum Reis geben und alles vorsichtig vermischen. Ein Küchentuch um den Deckel wickeln, den Topf gut verschließen und den Reis noch einmal ca. 10 Minuten ruhen lassen. Zimt, Lorbeer und Kardamom entfernen.

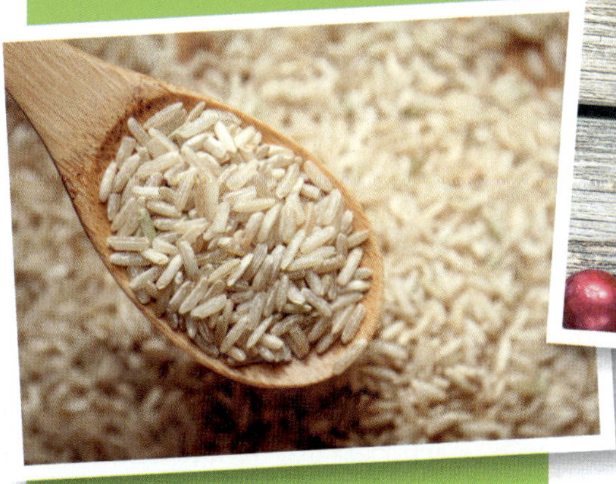

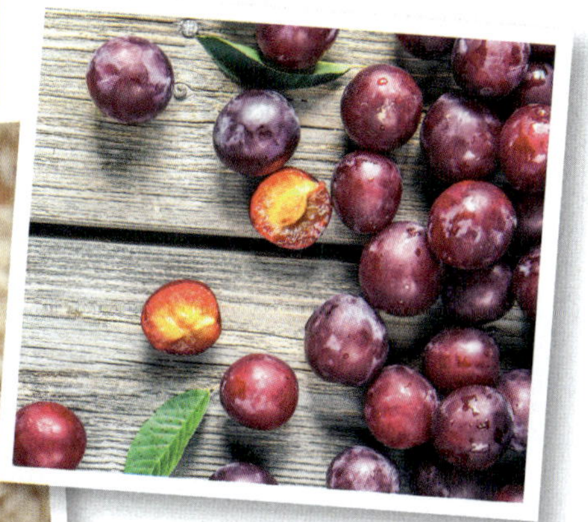

- 2 Tassen Naturreis
- 2 ½ Tassen leicht gesalzenes Wasser
- 8 entsteinte Trockenpflaumen
- 5 Kardamomkapseln
- 4 Lorbeerblätter
- 1 Zimtstange

Tipp: Einfach etwas mehr machen und im Kühlschrank aufbewahren. In etwas Ghee erwärmt ist das auch ein sehr leckeres Frühstück!

Epilog

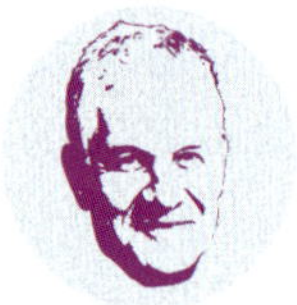

Begegnungen

»Es sind die Begegnungen mit Menschen,
die das Leben lebenswert machen.«
(Guy de Maupassant)

In einer Zeit, in der immer mehr Menschen wegen seelischer Themen Ärzte und Therapeuten aufsuchen, weil sie verunsichert, erschöpft sind und krank werden, stellt sich eine Frage: Wie können wir diesem Phänomen begegnen? Wie können wir diese Erkrankungen behandeln und ihrem Auftreten vorbeugen?

Ein wichtiger Schritt zur Vorbeugung ist, sich Gedanken darüber zu machen, wie für einen selbst ein gelingendes Leben aussieht. Ganzheitlich betrachtet gehören hierzu die fünf in diesem Buch beschriebenen Bereiche Ernährung und Bewegung, Aktivität und Ruhe, emotionale Bindungen, kognitive Herausforderungen und Sinnhaftigkeit.

In den Gesprächen mit Volker wurde mir rasch klar, dass das Gedankengut des Ayurveda, mit dem ich mich zuvor nicht intensiver beschäftigt hatte, vieles von dem enthält, was für die großen Lebensbalancen wichtig ist.

Und da die Ernährung die Basis für eine gesunde Lebensführung darstellt, waren wir uns schnell einig, dass Ernährung und seelische Gesundheit in einem engen Zusammenhang stehen.

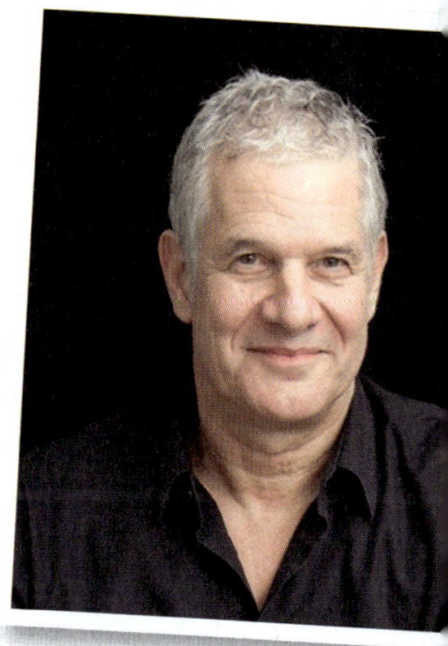

Meine Begegnung mit Volker, dem Koch, führte dazu, dass der Schwerpunkt dieses Buches auf dem Thema Ernährung und Ayurveda liegt. Gleichzeitig wollten wir Impulse setzen, sich auch um die anderen Aspekte zu kümmern, die zum Gelingen des Lebens beitragen.

Also: Kann man die Seele trainieren? Ja, und man darf sich dafür auch ein wenig Zeit, Zeit für sich selbst, nehmen. Die psychische Widerstandskraft wächst in kleinen Schritten, wenn man mit Freude und Lust individuell übt. Alle Bereiche lassen sich stärken, wobei es manchmal vielleicht nötig sein wird, sich auch von außen Unterstützung zu holen.

Viel Freude und Erfolg dabei!
Matthias

E-Mail: m.lemke@alsterdorf.de
Tel.: 04535 505313

Epilog

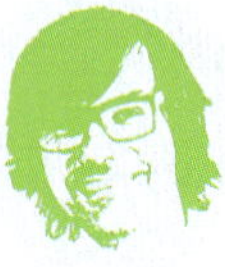

Was bleibt?

Respekt, Dankbarkeit und Zuversicht –
diese drei Attribute beschreiben für mich am besten,
was von der intensiven Arbeit an diesem Buch
für immer hängen bleiben wird.

Ich hatte mich ja echt lange gegen so eine Art Buch gesträubt. Nicht, weil es mich nicht gereizt hätte, aber einfach so in der Seele von Menschen herumzuwühlen, um dann ein paar Tipps für ein gelingendes und glückliches Leben zu verteilen, war mir deutlich eine Nummer zu groß. Schnell kann die Grenze zwischen eigener Kompetenz und Größenwahn verschwimmen.

Dankbar bin ich auf jeden Fall, dass ich dann doch dieses Buch machen durfte, vor allem durch die Begegnung mit Matthias. Denn ohne ihn hätte ich es nie geschrieben. Es sind ganz oft Begegnungen mit anderen Menschen, durch die das eigene Leben eine ganz neue Wendung nehmen kann!

Zuversichtlich bin ich, dass wir Ihnen mit diesem Buch Impulse für ein gelingendes Leben geben konnten. Natürlich ist uns beiden klar – gerade weil das Thema so unendlich komplex ist –, dass es auf Ihrem Weg mehr bedarf als des Lesens eines Buches. Dennoch sind wir der festen Überzeugung, dass es ein erster wichtiger Schritt auf einem neuen Weg sein kann, auf dem wir Sie, so weit es uns möglich ist, unterstützen wollen.

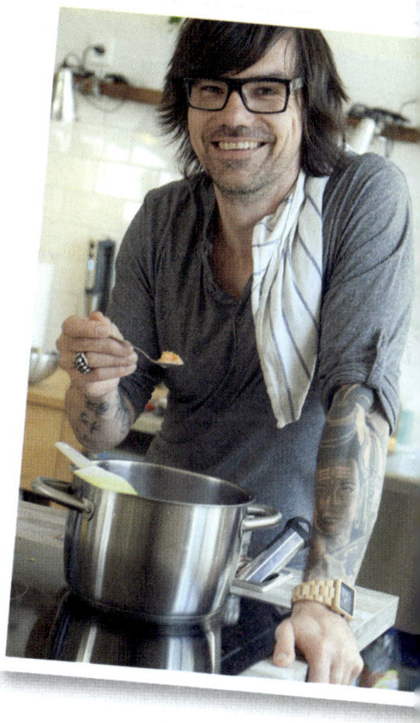

Ganz zum Schluss wünsche ich Ihnen an allererster Stelle einen liebevollen und dankbaren Umgang mit Ihnen selbst! Denn Sie sind genau so gut, wie Sie sind, und auch genau so gewollt und geliebt! Es kann sein, dass Ihnen das nicht immer präsent ist, weil durch verschiedene Umstände Ihr inneres Strahlen und Ihre Göttlichkeit vielleicht noch nicht voll zur Geltung kommen. Aber denken Sie immer daran: Ihre Seele ist unverletzlich, wunderschön und kostbar!

Alles Liebe und viel Kraft für Ihren Weg
Volker

Website: www.volker-mehl.de
Facebook: volkermehl.de

Literatur

Berger, Mathias (Hrsg.): Psychiatrie und Psychotherapie. München: Urban & Schwarzenberg 2000

Braus, Dieter F.: EinBlick ins Gehirn – Psychiatrie als angewandte klinische Neurowissenschaft. Stuttgart: Thieme 2014

Bündnis gegen Depression: www.deutsche-depressionshilfe.de/ueber-uns/das-buendnis

Franz, M., Lemke, M. R., Meyer, T., Ulferts, J., Puhl, P., Snaith, R. P.: Deutsche Version der Snaith-Hamilton-Pleasure Scale (SHAPS-D) – Anhedonie in schizophrenen und depressiven Patienten. In: »Fortschritte der Neurologie Psychiatrie« 66 (9/1998). Stuttgart: Thieme. S. 407–413

Gómez-Pinilla, Fernando: Brain foods – The effects of nutrients on brain function. In: »Nature Reviews Neuroscience« 9/2008. London: Macmillan. S. 568–578

Lemke, Matthias R. (Hrsg.): Affektive Störungen. Stuttgart: Thieme 2004

Lemke, Matthias R.: »Das Chronische Erschöpfungssyndrom – Psychiatrische Aspekte.« In: Fortschritte der Neurologie Psychiatrie 64 (4/1996). Stuttgart: Thieme. S. 132–141

Libuda, L., Antel, J., Hebebrand, J., Föcker, M.: »Ernährung und psychische Erkrankungen, Schwerpunkt depressive Störungen.« In: Der Nervenarzt 88 (2017). Neu-Isenburg: Springer Medizin. S. 87–101

Mayer, Emeran: Das zweite Gehirn – Wie der Darm unsere Stimmung, unsere Entscheidungen und unser Wohlbefinden beeinflusst. München: Riva 2016

Metzler, Gina Louisa: »Harvard-Professor: Dieser Denkfehler hindert die meisten Menschen daran, beruflich erfolgreich zu sein.« In: The Huffington Post 12.01.2017

Stahl, Stephen M.: Stahl's Essential Psychopharmacology – Neuroscientific and practical applications. Cambridge: Cambridge University Press 2013

Schmid, Wilhelm: Schönes Leben? Einführung in die Lebenskunst. Frankfurt am Main: Suhrkamp 2004

Schnurr, Eva-Maria: »Iss dich glücklich!« In: Zeit Wissen – Ernährung und Psyche (5/2010)

Zerbo, Erin, Schlechter, Alan, Desai, Seema, Levounis, Petros: Becoming Mindful – Integrating Mindfulness into your Psychiatric Practice. Arlington: American Psychiatric Association 2017

Endlich verständlich!

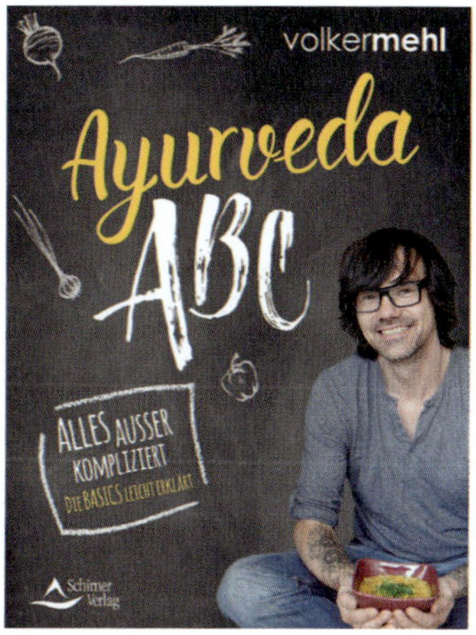

Volker Mehl:
Ayurveda-ABC
Alles außer kompliziert – Die Basics leicht erklärt
136 Seiten
ISBN: 978-3-8434-1277-3

Mittlerweile gehört Ayurveda für viele Menschen neben Yoga zu einem bewussten Lifestyle einfach dazu. Mit einer Diät hat es nichts zu tun, sondern mit Lebensfreude und Natürlichkeit. Ein paar Minuten täglich reichen, um Körper und Geist in Balance zu bringen.

Keine Sorge, Sie benötigen kein Sanskrit-Studium: Bei Volker Mehl wird Ayurveda endlich mal verständlich. Ganz alltagsnah erklärt der Star der ganzheitlichen Gesundheitsszene die Grundlagen der Ernährung und Lebensführung. Neben dem ABC der wichtigsten Ayurveda-Begriffe finden Sie Interessantes über verschiedene Lebensmittel und Gewürze sowie Einsteigerrezepte.

Erleben Sie selbst, wie wohltuend, kräftigend und lecker Ayurveda ist.

Der Angst mutig begegnen

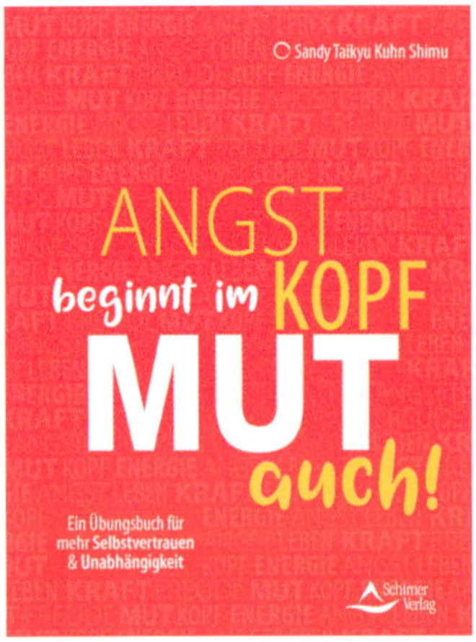

Sandy Taikyu Kuhn Shimu:
Angst beginnt im Kopf – Mut auch!
Ein Übungsbuch für mehr Selbstvertrauen und Unabhängigkeit
136 Seiten
ISBN: 978-3-8434-1324-4

Angst gehört zu unserem Alltag, oft rettet sie uns sogar das Leben. Aber wenn sie sich verselbstständigt, kann sie uns lähmen und uns belasten. Dann sorgen und fürchten wir uns vor Dingen, die vielleicht nie eintreten werden, und lassen uns von unseren Gefühlen beherrschen.

Sandy Taikyu Kuhn Shimu, die beliebte Zen-Meisterin und psychologisch-spirituelle Beraterin, hilft uns mit diesem Übungsbuch, unsere Angst in ihre Schranken zu verweisen und dem Leben wieder mutig und voller Selbstvertrauen zu begegnen. Mit einem Programm aus bewegten und stillen Übungen, Reisen in die innere, sichere Welt, Weisheitsgeschichten, wertvollen Tipps zur Lebensweise und einem Erste-Hilfe-Set gelingt es kreativ und leicht, die eigenen Ängste zu verstehen und mit ihnen umzugehen.

Denn Angst beginnt im Kopf – Mut und Lebensfreude aber eben auch!

Mentale Stärke strömen lassen

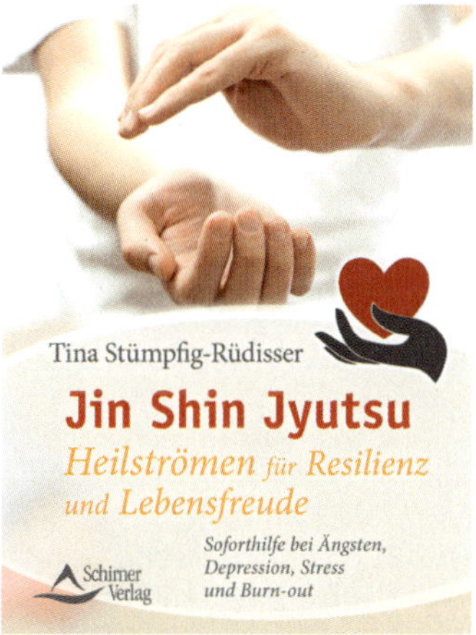

Tina Stümpfig-Rüdisser:
Jin Shin Jyutsu – Heilströmen für Resilienz und Lebensfreude
Soforthilfe bei Ängsten, Depression, Stress und Burn-out
144 Seiten
ISBN: 978-3-8434-1299-5

Hektik, Stress, Leistungsdruck – immer häufiger fühlen wir uns den Anforderungen des Lebens nicht mehr gewachsen. Ängste, Depression und Burn-out können die Folgen sein.

Mit Jin Shin Jyutsu ist es uns jederzeit möglich, unsere Resilienz, die psychische Widerstandsfähigkeit, zu stärken und neue Lebensfreude in unseren Alltag einkehren zu lassen. Alles, was wir dazu benötigen, sind unsere Hände.

Die erfahrene Jin-Shin-Jyutsu-Praktikerin Tina Stümpfig-Rüdisser zeigt uns mit einfachen Erklärungen und anhand zahlreicher Fotos, wie wir die Griffe bei uns selbst anwenden, um zu entspannen, neue Kraft zu schöpfen und wieder in Balance zu kommen.

Bildnachweis

Bilder von der Bilddatenbank www.shutterstock.com:

Layoutelemente:
Hintergrund: # 82368157 (© HolyCrazyLazy)
Smiley-Set: # 387300097 (© Mialima)
Wetter-Icons: # 575815042 (© davooda)
Flamme: # 227847466 (© Fourleaflover)

S. 11: # 44288656 (© John Wollwerth), S. 12: # 659177875 (© Syda Productions), S. 16: # 331893401 (© Dragon Images), S. 18: # 362609045 (© Jiri Hera), S. 21: # 153575576 (© Naypong), S. 23: # 245524006 (© dotshock), S. 27: # 529004890 (© fizkes), S. 28: # 551573458 (© sanpom), S. 32: # 495638692 (© g-stockstudio), S. 34: # 388851361 (© T. L. Furre), S. 37: # 623546882 (© 5PH), S. 38: # 359270072 (© Soloviova Liudmyla), S. 39: # 589683314 (© Mila Che), S. 41: # 403132198 (© Luna Vandoorne), S. 42: # 601277600 (© Kompass), S. 44: # 288575594 (© Syda Productions), S. 48: # 305130254 (© Rawpixel.com), S. 50: # 642353413 (© Mangostar), S. 53: # 346595621 (© Robert Kneschke), S. 58: # 338405402 (© puhhha), S. 63: # 481494940 (© g-stockstudio), S. 64: # 291705785 (© Ljupco Smokovski), S. 71: # 564100783 (© Billion Photos), S. 73: # 521060998 (© kudla), S. 76: # 586779728 (© Nirutpics), S. 78: # 491696863 (© Jannarong), S. 79: # 322455284 (© Izf), S. 81: # 106416164 (© EpicStockMedia), S. 84: # 105098726 (© Martina Vaculikova), S. 96: # 670416721 (© Josu Ozkaritz), S. 98, 112, 126, 140: # 626794433 (© Janos Levente), S. 98: # 556492381 (© George Rudy), S. 112: # 459573091 (© Rawpixel.com), S. 126: # 659491051 (© Egor Fomin), S. 140: # 659926192 (© Dragon Images), S. 142: # 138243284 (© Poznyakov), S. 144: # 302611523 (© Foto-Ruhrgebiet), S. 148: # 80758018 (© Yuganov Konstantin), S. 151, 153, 153, 155: # 203138125 (© Atstock Productions), S. 151: # 70777717 (© ESB Professional), S. 153: # 247460536 (© Halfpoint), S. 155: # 146654615 (© MNStudio), S. 157: # 138361298 (© DR Travel Photo and Video), S. 158: # 321229514 (© Anna Om), S. 161: # 416445280 (© yuda chen), S. 161: # 574154386 (© Thanthip Homs), S. 161: # 200148011 (© Tim UR), S. 162: # 289358330 (© Olga Danylenko), S. 165: # 145787174 (© Lusie Lia), S. 165: # 127542449 (© grafvision), S. 165: # 395262307 (© 5PH), S. 166: # 369921827 (© Antonio Guillem), S. 170: # 520788553 (© fizkes), S. 170: # 323107886 (© Daxiao Productions), S. 170: # 538450855 (© Stepanek Photography), S. 171: # 449946850 (© natashamam), S. 171: # 519408670 (© Vladislav Noseek), S. 173: # 424679533 (© natashamam), S. 174: # 569441761 (© Farion_O), S. 175: # 575484769 (© Handatko), S. 176: # 640054441 (© Shyripa Alexandr), S. 176: # 273179414 (© Yulia von Eisenstein), S. 176: # 476217817 (© Irina Meliukh), S. 177: # 304850777 (© Oksana Mizina), S. 178: # 603799703 (© Shyripa Alexandr), S. 179: # 253536238 (© its_al_dente), S. 180: # 506030158 (© NoirChocolate), S. 181: # 271887050 (© Ekaterina Kondratova), S. 181: # 287802014 (© leonori), S. 182: # 554601856 (© Billion Photos), S. 182: # 104392670 (© Iakov Filimonov), S. 183: # 348783314 (© Tatiana Bralnina), S. 185: # 407809132 (© Iryna Melnyk), S. 185: # 535725106 (© Yulia Davidovich), S. 186: # 234890992 (© Zigzag Mountain Art), S. 187: # 132197135 (© HandmadePictures), S. 188: # 234631033 (© Lucky_elephant), S. 188: # 290385974 (© MaKo-studio), S. 188: # 350564684 (© Ekaterina Kondratova), S. 189: # 192109988 (© pilipphoto), S. 189: # 611131859 (© ArtCookStudio), S. 190: # 389804143 (© Yulia Furman), S. 190: # 115307500 (© ch Oksana Shufrych), S. 191: # 485346100 (© mongione), S. 191: # 249324025 (© perfectlab)